HONGOS Y SETAS MEDICINALES

Una alternativa natural para la salud

HONGOS Y SETAS MEDICINALES

Una alternativa natural para la salud

© Adolfo Pérez Agustí (2015-2023)

edicionesmasters@gmail.com

Madrid (Spain)

HONGOS Y SETAS MEDICINALES

Una alternativa natural para la salud

Introducción

Aunque Hipócrates es considerado por muchos como el padre de la medicina moderna, lo cierto es que no es así y, más bien, rechazaba cualquier remedio que no fuera natural y saludable. Así que, podíamos pedir a los farmacéuticos que retiren el símbolo hipocrático y a los médicos que se busquen otra referencia más acorde. Tampoco es cierto que los medicamentos tengan en origen las plantas medicinales. La mayoría se obtienen por síntesis y aquellos que contienen principios naturales, es porque han extraído un solo principio de alguna planta, lo han aislado y desprovisto del resto de los elementos que le daban equilibrio.

Hipócrates -en justicia, padre de la medicina natural-, creía que todas las necesidades del cuerpo humano eran un descanso reparador, una dieta adecuada, ejercicio, aire limpio y plantas medicinales. Pocos médicos actuales podrían refutar estos consejos, aunque sigan delegando en los medicamentos la solución a las enfermedades.

Durante siglos, la gente ha estado tratando de combinar remedios naturales como las hierbas con la medicina convencional y sus medicamentos, error que lleva a no pocas interacciones y fracasos, como se demuestra cuando se intenta curar enfermedades como el cáncer, las alergias o las enfermedades crónicas.

Y en cuanto a las virtudes de alimentos que han dado origen a este libro, hay demasiados conceptos erróneos, especialmente entre los seguidores de la medicina basada en la química. También se dice que tienen poco valor nutricional. Quizá es que prefieren la cantidad a la calidad.

Pero los hongos y setas, además de ser una fuente de alimento altamente nutritiva, baja en calorías, contienen compuestos únicos, como por ejemplo un antioxidante llamado L-ergotioneina y 5 pequeños champiñones contienen más potasio que una naranja. Y esto es solamente el principio, pues lo mejor será explicado más adelante.

Ello no quita que algunos hongos sean extremadamente tóxicos, pero también lo son algunas plantas y frutos, y la mayoría de los medicamentos. Para los alimentos, cómprelos en los sitios adecuados, para los medicamentos pregunte a su médico y para las plantas medicinales a un naturópata.

La fuerte implantación de las plantas medicinales en todo el mundo y todas las épocas, ha llevado a la Humanidad a un aumento en su estado de salud y bienestar. Junto a ellas, pero manifiestamente más olvidados, los hongos y las setas con propiedades medicinales no han tenido, hasta ahora, el mismo reconocimiento.

Una vez que el hongo *Penicillium notatum*, del cual se obtuvo la penicilina, hizo su aparición, las investigaciones posteriores sobre otras especies no tuvieron el mismo reconocimiento médico, y eso que algunas de ellas poseen sustancias activas anticancerígenas y antitumorales.

De acuerdo con Mizuno (1995), que publicó uno de los estudios pioneros con respecto a la actividad antitumoral de los hongos, hay numerosos autores que describen la potente actividad antitumoral en extractos acuosos de algunas setas. Más tarde, Chihara (1970) informó de la purificación de polisacáridos del shiitake con alta actividad antitumoral. En la secuencia, uno de estos polisacáridos, *lentinan*, comenzó a ser comercializada por una empresa japonesa para el tratamiento de cáncer de estómago. A partir de ello, numerosos informes han publicado las propiedades medicinales a partir de un gran número de especies de hongos.

Además de lentinan, otros dos fármacos citostáticos se han aislado en Japón: krestin, producido por el micelio del Coriolus versicolor y que se utiliza en el tratamiento de cánceres del tracto gastrointestinal, pulmón y de mama; y esquizofilano, (o Sonifilan), que se extrajo del medio de cultivo del Schizophyllum commune y se utiliza en el tratamiento del cáncer cervical.

Esta es la razón de este libro, de este manual de consulta sencilla: la divulgación de lo que puede suponer uno de los mayores avances en el mundo de la terapia con remedios naturales.

El estudio de las setas y hongos medicinales, preludio del conocimientoy publicación de las especies vegetales marinas y continuación de las especias alimentarias, llevará al lector a conocer la inmensa farmacia que tenemos a nuestros alrededor.

CAPÍTULO 1

ANTECEDENTES HISTÓRICOS DEL USO DE LOS HONGOS EN EL MUNDO

Los chinos y los egipcios están entre los primeros en apreciar el valor de las setas. Los egipcios asociaban los hongos con la inmortalidad, y los incluían como una especialidad en la dieta de la familia real, mientras que los chinos pronto aprendieron el proceso de cultivarlos y recolectarlos.

Muchos países de Asia y Europa del Este también se han fascinado por los hongos durante años, aunque los romanos llegaron al extremo de eliminarlos por su potencia venenosa, ya que al parecer uno de ellos mató a su emperador Claudio en un asesinato premeditado. Hoy en día, el hongo es parte de platos caros en lujosos restaurantes de todo el mundo. También se utiliza como medicamento, ya que proporciona ingredientes preciosos para la medicina moderna y las setas también se utilizan como una levadura eficaz y agente de fermentación en procesos alimentarios.

En 2008, la Universidad Davis de California publicó una revisión sobre la investigación de los hongos medicinales y alentó aún más la investigación a través de ensayos clínicos. Posteriormente, el hongo ha dejado de ser sólo un crecimiento incidental salvaje a partir de material en descomposición, y ha tomado su lugar como cultivo comercial.

En la cultura mexicana antigua, tanto la náhuatl como la maya, los hongos adquirieron un rango elevado y se consideraron también como "comida de dioses y reyes"; aunque posiblemente en Mesoamérica, esta relación tenga que ver más con los hongos alucinógenos que con los alimenticios. Lo cierto es que la costumbre de ingerir hongos en la alimentación, y de usarlos como medicina, en festividades, en ceremonias religiosas y con un fin místico, continúa hasta nuestros días.

Varias especies de hongos curativos además son comestibles, como sucede con los de los géneros Calvatia, Clitocybe, Lactarius, Lycoperdon, Pleurotus, Ustilago, y Vascellum. Sin embargo, son más de 200 especies de hongos comestibles que se conocen en México, y únicamente 40 de ellos, son de uso medicinal.

Los hongos medicinales silvestres forman parte de la diversidad biológica, ecológica y cultural de muchos países, y muchos se han usado con un fin estético y ornamental en ofrendas.

Los que destacan entre los más empleados por la industria farmacéutica son los hongos psilocibios, (como la Amanita muscaria), utilizados por sus propiedades alucinógenas como psicoterapéuticos, tal y como ocurre con las psilocibinas y psilocinas.

CAPÍTULO 2

HONGOS COMESTIBLES

Existen varias especies, que se conocen en Oriente y Europa desde hace muchos años. Las gírgolas y los shiitakes son dos especies exóticas de hongos comestibles indicadas para elaborar platos de alta cocina, y cuyo consumo aun no se ha difundido a nivel masivo en países latinoamericanos. En 1990 se comenzó con el cultivo de champiñones y posteriormente se le dio un giro orientándolo hacia la producción de una variedad menos difundida y que pudiera dirigirse a un mercado más exigente, como las grandes cadenas hoteleras y los restaurantes de alta cocina. La gírgola (o seta), es una especie que se importó de Cataluña, (España); y que en 1996 se introdujo en Argentina, así como el shiitake, un hongo milenario, y el segundo en el consumo mundial, conocido en China como "el elixir de la vida".

Entre las variedades de hongos comestibles, están: Amanita caesarea o tecomate, el Cantharellus cibarus o xochitl; el Boletus edulis o panza. Así como varias especies de los medicinales, como Clathrus crispus, Licoperdon perlatum y Lactarius indigo, el Clitocybe gibba, Lactarius indigo, entre otros. También es muy abundante el cultivo del maíz, el que frecuentemente se observa parasitado por un hongo, el Ustilago maydis. En los Estados de Tabasco y Méjico se consume una bebida fermentada a base de maíz molido, que se le conoce popularmente con el nombre de "pozol". Hay estudios realizados que indican que al aumentar los días de fermentación de éste, se incrementa la forma micrológica, proporcionándole principalmente aminoácidos y proteínas a la bebida.

Respecto a las setas comestibles, las más populares son:

Níscalo de sangre vinosa: Se encuentra en diciembre y se encuentra en pinares, especialmente en la tierra baja.

Níscalo: Desde finales de verano hasta las primeras heladas invernales. Crece en pinares, sobre todo tipo de suelos.

Chantarela: Entre agosto y octubre. Crece en pinares, principalmente de pino rojo, formando grandes colonias en zonas sombrías con musgo.

Higróforo negro: De septiembre a diciembre.

Negrilla: Entre septiembre y noviembre. Se encuentra en pinares.

Higrófogo escarlata: Se encuentra entre octubre y diciembre en encinares, robledales y hayedos, en todo tipo de suelos.

Trompeta: Se encuentra entre agosto y diciembre en bosques de planifolios.

Respecto a su composición y dentro de cierta variedad, nos encontramos con:

Materia seca: alrededor de 100 g por kg.

Carbohidratos: quitina, glucógeno, trehalosa y manitol.

Proteínas: 200-250

Lípidos: 20-30

Cenizas: 80-120 g kg.

Grasas: Muy baja, prevaleciendo el ácido linoleico y ácido oleico, mientras que la proporción de ácidos grasos n-3 es nutricionalmente marginal.

Fibra: ß-glucanos (polisacáridos).

Minerales: El alto contenido de potasio es característico de las setas. Varias especies pueden acumular niveles muy altos de cadmio y el mercurio, y los isótopos de cesio radiactivo, si crecen en sustratos muy contaminados.

Otros nutrientes: ergosterol (provitamina D_2) y fenólidos con propiedades antioxidantes.

¿Cómo saber si una seta se puede comer?

Las setas vienen en diferentes formas y tamaños, y diferentes variedades, compartiendo similitudes en forma y tamaño, y se necesita un ojo entrenado para identificar un hongo especial con precisión. Mientras que algunos hongos comunes son seguros para comer, otros son extremadamente tóxicos y pueden ser mortales. Por lo tanto, la tarea de recoger setas para el consumo se debe dejar a la experiencia o los formados en el campo agrario. Es una tarea imposible para una persona común saber qué tipo de hongo es cada uno.

Los métodos de identificación en uso hoy en día incluyen una combinación de métodos antiguos, más los modernos. Hace mucho tiempo, un ojo experto agudo observaría las marcas de las esporas realizadas sobre una superficie por el material en polvo emitido por las branquias de los hongos, donde el color y los patrones son extremadamente significativos. Los colores a buscar incluían en su mayoría blancos, pero también era negro, marrón, amarillo, púrpura-marrón y crema. La determinación más exacta implica pruebas científicas de las muestras en un laboratorio.

Teniendo en cuenta las posibles repercusiones de comer un pedazo de hongo venenoso, es aconsejable cocinar sólo setas procedentes de un experto.

CAPÍTULO 3

UTILIZACIÓN DE LOS HONGOS EN MEDICINA Y MEDIO AMBIENTE

Los hongos se han utilizado en medicina desde tiempos remotos. El uso de hongos como purgantes ya no es tan común (como por ejemplo, la Pechuga de Aile o Coriolus versicolor; el hongo azul o Lactarius indigo, entre otros). Sin embargo, el alcaloide presente en el esclerocio del cornezuelo del centeno, se emplea para conseguir contracciones uterinas durante el parto. De los alcaloides del cornezuelo del centeno se obtiene también la dietilamida del ácido lisérgico, más conocida como LSD, la cual provoca efectos alucinógenos.

El uso de los antibióticos en la práctica médica, comenzó cuando se descubrieron las propiedades antibióticas de la penicilina. Hoy, se fabrican muchos antibióticos a partir de microorganismos que no son hongos. La griseofulvina, sin embargo, es un antibiótico antifúngico, producido por varias especies de un género de hongos, (por ejemplo Clitocybe gibba).

Propiedades antibacterianas

La investigación ha demostrado que algunos hongos poseen propiedades antivirales in vitro. Actúan de modo preferente en la poliomielitis, la hepatitis B, el VIH, la influenza, el HSV-1 y HSV-2, así como el virus de la viruela.

Un análisis en profundidad efectuado hace unas décadas, también llevó a algunos descubrimientos interesantes. Los científicos descubrieron que algunas enzimas presentes en el stipe, la parte que sostiene el sombrero, se pueden utilizar en la fabricación de detergentes.

Por otro lado, los elementos tóxicos en algunas especies de hongos que la planta usa presumiblemente para disuadir a los depredadores (incluyendo los seres humanos), se pueden utilizar para producir pesticidas ecológicos.

Propiedades anticontaminantes

También parecen tener un gran potencial en el campo de la biotecnología y se está utilizando para estimular el crecimiento de las plantas y bajar el nivel de contaminación bacteriana en el agua. La Oficina de Patentes y Marcas de Estados Unidos ha registrado diferentes patentes en relación con un proceso de limpieza (mycoremediation), donde los contaminantes se biodegradan para limpiar el medio ambiente, así como un proceso de filtración (mycofiltration) que se deshace de elementos causantes de enfermedades como las bacterias, e coli y los protozoos, plasmodium falciparum.

Otros usos de los hongos

Las enzimas hidrolíticas de los hongos se utilizan en diversos procesos industriales (como el agroindustrial, y para la mejora de suelos; utilizando por ejemplo el hongo pechuga de Aile).

Cuando crecen sobre salvado caliente de trigo o de arroz, algunas especies fúngicas producen una amilasa, que se usa en la fermentación alcohólica.

Las proteasas que se obtienen de otros hongos, se emplean en la fabricación de pegamento líquido.

La producción industrial de alcohol etílico (o etanol), se realiza por fermentación de la melaza de caña de azúcar, o de almidón hidrolizado, mediante enzimas formadas por otros hongos.

En el proceso de elaboración del pan, se le añade levadura a la masa, para producir dióxido de carbono.

Los hongos se utilizan en la producción industrial de ácido cítrico, de ácido glucónico y de ácido gálico, que todavía se emplea en la fabricación de tintas y colorantes (usando por ejemplo el hongo azul, entre otros).

Algunas resinas se elaboran a partir de ácido fumárico, formado por el moho negro del pan.

El ácido giberélico, que provoca aumento del crecimiento de las células vegetales, lo produce un hongo que causa una enfermedad en las plantas de arroz, y del maíz.

Grasas y aceites que se utilizan comercialmente se obtienen de especies de varios géneros, y también hay una especie que es una fuente práctica de proteínas comestibles.

La vitamina D, se forma al irradiar el ergosterol, una sustancia obtenida a partir de los residuos de la levadura de cerveza.

Cierto hongo, semejante a las levaduras, proporciona riboflavina una vitamina B, mientras que otra vitamina, la biotina, se acumula durante el proceso de producción de ácido fumárico por parte de otro hongo.

También se utilizan organismos fúngicos en la elaboración del queso Roquefort, así como en la maduración del queso Camembert.

CAPÍTULO 4

USOS E INVESTIGACIONES

En el México prehispánico, los sacerdotes usaban hongos durante las ceremonias, para poder contactar mejor con los dioses; también los chamanes, (o brujos, o curanderos de la población), hacían uso de esas substancias para comunicarse con los espíritus invocados, y obtener el permiso de curar al enfermo.

Los chamanes tenían un lugar muy especial dentro del clan, por su sabiduría y conocimientos médicos y de herbolaria, que les eran heredados especialmente por sus ancestros.

De hecho, el inicio del uso de los hongos medicinales, de los que hoy se sabe que contienen substancias neurolépticas, alucinógenas, y otras, en menor proporción, que son terapéuticas, fue con fines religiosos para que los sacerdotes se comunicaran con los dioses, o bien, para hacer invocaciones espirituales durante diferentes fiestas tradicionales, que eran muy importantes para las distintas etnias que habitaban el México prehispánico. Así como también con fines médicos, para que los ayudaran a la curación.

Diferencias botánicas

Los hongos comestibles, se agrupan en lignícolas u hongos de pudrición blanca y micorrízicos. Los primeros crecen a expensas de la descomposición de substratos vegetales ricos en fibra, como son los tallos lignificados y las maderas duras que poseen celulosa, hemicelulosa y lignina. Las micorrizas crecen asociadas a las raíces de las plantas, por lo que su existencia depende de estas últimas.

Entre la gran variedad que existe en ambos grupos, encontramos algunos que son de gran sabor y muy apetecidos por la alta cocina, así como por sus propiedades medicinales que garantiza una demanda permanente, motivando el estudio de métodos de cultivo artificial.

Los hongos han sido tradicionalmente usados en la medicina oriental, los cuales son recomendados en los siguientes casos: reducir los niveles de colesterol, tratamiento de la diabetes, hipertensión, desórdenes nerviosos, buena memoria, antiparasitario, disfunción sexual, rejuvenecimiento, laxante, daños en la piel, caída del cabello, antiinflamatorio, antitumorales y úlcera intestinal. Entre ellos se pueden citar algunos: Tremella fusciforme, Auricularia aurícula, Auricularia polytricha, Ganoderma lucidum, Schyzophyllum commune, Grifota frondosa, Pycnoporus sanguineus, Geastrum saccatum, Lentinula edodes, Pleurotus djamour, Collybia confluens, Hericium erinaceum, y Coriolus versicolor.

Algunos han sido comercializados en cápsulas y como pequeños fragmentos secos del cuerpo fructífero; sin embargo, muchos de los hongos que han sido reconocidos para alivio de estas enfermedades han sido clasificados erróneamente y pertenecen a otros géneros no relacionados.

Investigaciones

En los últimos años se han localizado diferentes hongos medicinales en distintos países, que coinciden con aquellos utilizados por los antiguos, y que aún se siguen utilizando con buenos resultados. También son notorios los hongos de origen oriental, aunque la mayoría están diseminados por todo el mundo.

En un principio, los hongos medicinales vivían en forma silvestre, aunque posteriormente, se les estudió en laboratorio, lográndose así importantes avances en los conocimientos de sus ciclos de vida, en cómo reproducirlos, y lograr obtener cepas genéticamente puras. Por otra parte, se identificaron varios de los principios activos en ejemplares de esas características, así como en los silvestres, comparándose los resultados de estos importantes seres vivos, que coadyuvan a prevenir enfermedades y a mantener nuestra salud. Se determinó que estos principios activos variaban según el país de procedencia.

Entre los estudios realizados para estas determinaciones, tenemos que en 1989, en el U.S. National Cancer Institute, (Instituto Nacional del Cáncer de los Estados Unidos), se publicaron las investigaciones de dos científicos sobre las propiedades antivirales y antitumorales de varios hongos, entre los cuales se menciona el Coriolus versicolor.

Polisacáridos

El polisacárido-proteína (proteoglucano) contenido en el kawara-take,mencionado como polisacárido Kurcha (PSK o Krestin), demostró su efectividad en el tratamiento del carcinoma de Ehrlich y tumores sarcoma 180. El otro polisacárido resultó ser un péptido denominado PSPC o PSP con propiedades antimicrobianas e inmunomoduladoras.

El Polisacárido-K (PSK Krestin) aumenta la activación y respuesta de los linfocitos NK, LAK, linfocitos citotóxicos y células dendríticas, regulándose la producción de citoquinas. Ofrece actividad antimetastásica por inhibición de metaloproteinasas y otras enzimas relacionadas con la metástasis. El PSK protege contra la típica inmunosupresión que acompaña a la cirugía y quimioterapia prolongada, aumentando la tasa de supervivencia en los pacientes con cáncer. Además, se han demostrado propiedades antioxidantes que le permiten actuar como protector contra la quimioterapia y la radioterapia.

En estudios de investigación japoneses realizados desde 1970, el uso de PSK extendió significativamente la supervivencia hasta cinco años a pacientes con cáncer mamario (HLA B40-positivo). La utilización conjunta de quimioterapia y PSK mejora el pronóstico de las pacientes con cáncer mamario operable.

El Polisacárido-P (PSP) es un modificador de las respuestas biológicas. Induce la producción de gama-interferón, interleukina-2 y proliferación de células T. Contrarresta los efectos depresores de la ciclofosfamida sobre los leucocitos y reacciones de hipersensibilidad retardada. Ofrece un efecto antiproliferativo contra líneas celulares de cáncer mamario a través de un efecto significativo sobre la apoptosis, que se cree mediado por la regulación del gen p21 y de la ciclina D1. Ha probado marcada capacidad inmunoestimulante suficiente para mejorar la tasa de supervivencia y calidad de vida en pacientes con cáncer. Los estudios realizados en Fase II y Fase III, establecen sus beneficios en los pacientes con cáncer, además de que protege sustancialmente contra los efectos secundarios de la quimioterapia.

Desde que se comenzó a usar para el tratamiento del cáncer, el Coriolus versicolor, no solo ha reforzado la certeza en su efectividad en más de 480 estudios clínicos exitosos, sino que se han encontrado muchos otros hongos con esta capacidad curativa.

Las perspectivas que se tienen en las últimas décadas, para prevenir y controlar algunos tipos de cánceres, así como para curarlo (en los casos en que se detectó en los primeros estadíos, o a tiempo), es el uso de varias especies de hongos medicinales; tanto de origen oriental como occidental, entre ellos el reishi, shiitake, maitake, cola de pavo o pechuga de aile, bola del bosque; conjuntamente con las terapias alópatas.

Existen innumerables informes de médicos asiáticos, europeos, estadounidenses y algunos latinoamericanos, que los han empleado en casos de cáncer de próstata, mamario, del colon, colonrectal, pulmonar, así como también para varios casos de VIH/SIDA. Los resultados han sido positivos. No sólo en casos de cáncer, sino que también son útiles en otras enfermedades.

A continuación se hace referencia a varios casos, informes y estadísticas del área de salud.

El número de muertes debidas al cáncer ha aumentado de manera rápida y progresiva entre 1965 y 1989, hasta duplicarse. Este dato no representa una marcha atrás, sino que refleja el aumento y envejecimiento de la población (la incidencia de cáncer aumenta con la edad). También refleja el fracaso, hasta épocas recientes, de las campañas antitabaco, lo que ha supuesto que la incidencia de cáncer de pulmón (una de las principales causas de muerte por cáncer), continúe aumentando. Esta incidencia se ha multiplicado por diez en los últimos cincuenta años. El descenso espectacular en el consumo de tabaco en los últimos años debería traducirse en un descenso de la mortalidad por cáncer de pulmón. Si se excluye este último, la mortalidad por cáncer ajustada a la edad ha dejado de aumentar. Otros tipos de cáncer continúan aumentando en incidencia, pero en muchos casos las mejoras en la tasa de curación, han sobrepasado este aumento.

La mortalidad por cáncer ha disminuido progresivamente en todos los grupos de edad por debajo de los 55 años. Este hecho se puede relacionar con una menor exposición a los agentes cancerígenos gracias a la mejora de los hábitos de salud y del ambiente, así como a un diagnóstico más precoz. Se espera que este descenso se extienda a los grupos de mayor edad.

El riesgo de cáncer de pulmón disminuye de forma espectacular en pocos años después de dejar de fumar. Los esfuerzos en el diagnóstico precoz en el cáncer de pulmón han tenido poca repercusión en la tasa de curación. La mayor parte de los cánceres cutáneos son curables, sea por medios naturales o químicos. Son prevenibles, si se disminuye la exposición a las radiaciones solares, el principal factor relacionado con su aparición.

Respecto a los hongos medicinales y su aplicación en los distintos tipos de cáncer, se identificaron un total de 42 especies de hongos con potencialidades alimenticias y/o medicinales, algunas de ellas ya están siendo cultivadas en países como Chile, Argentina, China, Japón, México. Entre las de mayor interés en la actualidad son, Auricularia auricula, A. fuscosuccinea, A. polytricha, Ganoderma lucidum, Pleurotus sajor caju, Tremella fusiformis; sin embargo, existen especies de otros géneros de las que poco se ha explorado sobre su potencial y que tienen grandes expectativas: Lentinus, Cookenia, Geastrum, Collybia, Schizophyllum, Favolus, Cantarellus; entre otras.

Se ha informado de un sinnúmero de aplicaciones medicinales de los macromicetos usados tradicionalmente en China, los cuales se han probado para el tratamiento de varias enfermedades. Algunas de estas especies han sido objeto de profundos experimentos, de las que posiblemente se podrán aislar principios activos para el tratamiento de enfermedades locales.

En este libro se estudian aquellas variedades comercializadas, pues de nada valdría dar optimismo a la población sobre la posibilidad de curación con un hongo,

si luego no puede encontrarlo a la venta de modo fácil,
asequible y rápido.

CAPÍTULO 5

PRINCIPALES HONGOS

AURICULARIA AURICULA

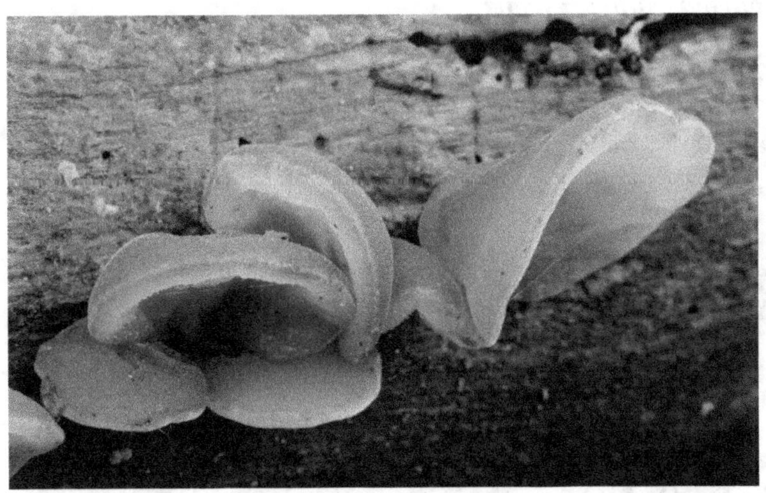

Botánica:

Cuerpos fructíferos con forma de oreja, de 1 a 10 cm de largo y de 1 a 14,5 cm de ancho, de textura suave y hulosa cuando son frescos y duros y quebradizos cuando viejos; la superficie superior es finamente aterciopelada, de color pardo-rosado. La parte inferior es del mismo color de la superficie y es levemente velutinosa. Crece sobre troncos y ramas caídas.

Propiedades medicinales:

Reduce el colesterol, antidiabético. También posee propiedades antibióticas y anti-inflamatorias.

CHAMPIÑÓN DEL SOL

Agaricus subrufescens

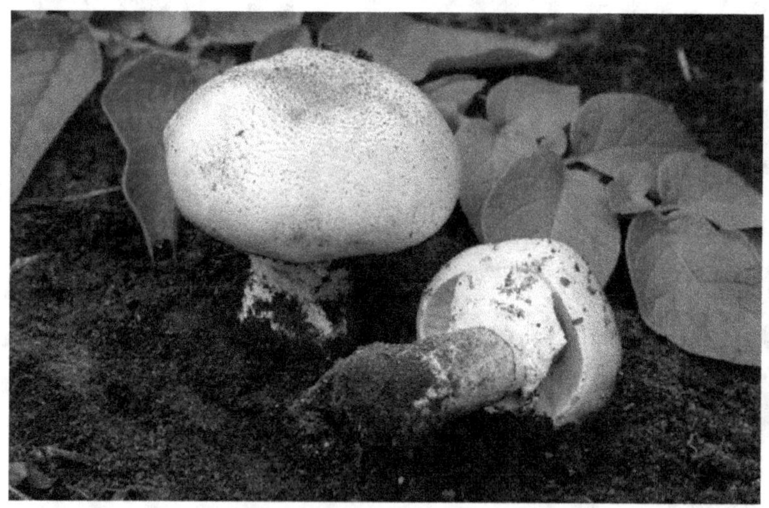

El *Agaricus subrufescens* es una especie de hongo, conocido como hongo de la almendra, champiñón del sol, seta de Dios, hongo de la vida real, agaricus sol, jison grong o hime matsutake (Japonés:姫松茸, "princesa matsutake") y por una serie de otros nombres.

Botánica

La especie fue descrita por primera vez por el botánico estadounidense Charles Horton en 1893.

Durante finales del siglo XIX y XX se cultiva en el este los Estados Unidos, siendo redescubierto en Brasil durante 1970, y mal identificado como *Agaricus blazei*, una especie descrita originalmente en la Florida y con la cual se confunde.

En 2002, Didukh y Wasser rechazaron correctamente el nombre de *A. blazei* para esta especie, pero desafortunadamente le llamaron como *Agaricus brasiliensis*, un nombre que ya había sido usado para una especie diferente.

Las pruebas también mostraron que la especie europea llamada *A. rufotegulis* es de la misma especie. Como *Agaricus subrufescens* es el nombre más antiguo, es el nombre adecuado.

Composición

Betaglucanos y proteoglucanos

Esteroides

Agaritina

Lanolin

Propiedades

Todos los estudios realizados indican que el Champiñón del Sol tiene como principales propiedades:

Efecto preventivo del cáncer: contiene gran cantidad de fibra no digerible que absorbe los materiales cancerosos presentes en nuestro organismo y los expulsa con las heces. Contiene esteroides naturales conocidos por sus efectos anticancerígenos.

Efecto antitumoral: los betaglucanos del hongo estimulan la actividad de los macrófagos que destruyen e impiden la proliferación de células cancerígenas. El Agaricus estimula la producción de linfocitos T y B, del interferón y de las interleukinas. Se ha constatado en diferentes estudios que personas que han ingerido el hongo han aumentado en sangre la producción de células NK(natural killer) del sistema inmune a los 2 ó 4 días de iniciar la ingesta del hongo. Los últimos estudios describen que otra de las sustancias presentes en el Champiñón del sol, la *agaritina*, ejerce una actividad antitumoral sobre las células leucémicas.

Diabetes: las proteínas ácidas presentes en el hongo tienen efectos positivos a la hora de disminuir la glucosa en sangre.

Ayuda a reducir el colesterol, la hipertensión y a prevenir la arterioesclerosis: la presencia de ácidos grasos insaturados como el *lanolin* son los responsables de la reducción de estos niveles.

Sistema inmune: al reforzar la respuesta inmune, restaura valores suprimidos por algunos tratamientos como puede ser la quimioterapia o la radioterapia. Además, los polisacáridos del Agaricus consiguen reducir las infecciones postoperatorias.

El Agaricus subrufescens es también una opción comestible, con un sabor algo dulce y con aroma de almendras.

Sobre su aplicación en neuropsiquiatría

El "Trastorno neuropsiquiátrico autoinmune asociado a Estreptococos" es una rara enfermedad pediátrica que presentan niños con tics y movimientos involuntarios asociados a Neurosis Obsesiva Compulsiva (TOC). Los síntomas se presentan de forma intermitente y curiosamente están relacionados con previas infecciones por Estreptococos, y en especial por el Streptococcus pyogenes. Entre las infecciones infantiles más frecuentes causadas por esta bacteria se encuentran la faringitis, la amigdalitis y la escarlatina.

Aunque todavía no se sabe demasiado sobre la etiología de esta enfermedad, se ha postulado cierta predisposición genética. La consecuencia de esto es que cuando este microorganismo empieza a proliferar, se desencadena una respuesta inmune exacerbada, con la formación de anticuerpos que atacan ciertas estructuras cerebrales, produciendo los clásicos síntomas neurológicos.

La enfermedad tiene ciertas sintomatologías muy características de otras dolencias de espectro similar, como son el "Síndrome de Tourette" o la "Corea de Sydenham". Esta última es en esencia una fiebre reumática de origen autoinmune causada por el mismo Streptococcus pyogenes. En ambas enfermedades el ataque autoinmune se centra en los ganglios basales del cerebro (centro de los nervios motores), si bien no hay siempre manifestaciones inflamatorias típicas.

Reacción autoinmune

Los niños afectados (normalmente entre los 3 años de edad y la pubertad) suelen presentar un cuadro de síntomas muy agudos de presentación espontanea que incluye tics musculares o vocales, obsesiones y compulsiones. La remisión puede ser rápida o durar varios días, lo mismo que el distanciamiento entre los "brotes" sucesivos. Otros síntomas asociados pueden ser: enuresis, ansiedad o hiperactividad.

El tratamiento recomendado por la medicina alopática es el de la administración de antibióticos en las fases más agudas, y si bien se ha propuesto el uso de compuestos inmunodepresores, no hay todavía suficientes datos clínicos como para asegurar su efectividad.

La cuestión parece bastante clara: hay una infección bacteriana previa, pero que probablemente se mantenga subyacente (por eso el tratamiento con antibióticos), que provoca una reacción autoinmune. No hay pues, mejor agente contra esta enfermedad que el "Champiñón del Sol".

Un tratamiento basado en la administración deextracto de *Agaricus blazei* tendrá los siguientes efectos:

1. Potenciará el sistema inmunitario para hacer frente a la infección causada por el Streptococcus pyogenes.

2. Su acción bactericida directa también ayudará para la eliminación del patógeno.

3. Sus abundantes betaglucanos y proteoglucanos actuarán para equilibrar el sistema inmunitario exacerbado y aplacar el ataque autoinmune.

Si bien el extracto Champiñón del Sol parece un recurso suficiente contra la enfermedad, debemos agregar que dado que se trata de una afección al Sistema Nervioso Central, podría ser interesante reforzar tanto las neuronas como las envolturas protectoras de mielina, mediante la administración deextracto de Melena de León, una seta que promueve la síntesis del Factor de Crecimiento Nervioso (NGF) y que tiene un claro tropismo por el Sistema Neuronal.

CHAMPIÑÓN O SETA COMÚN

Agaricus bisporus

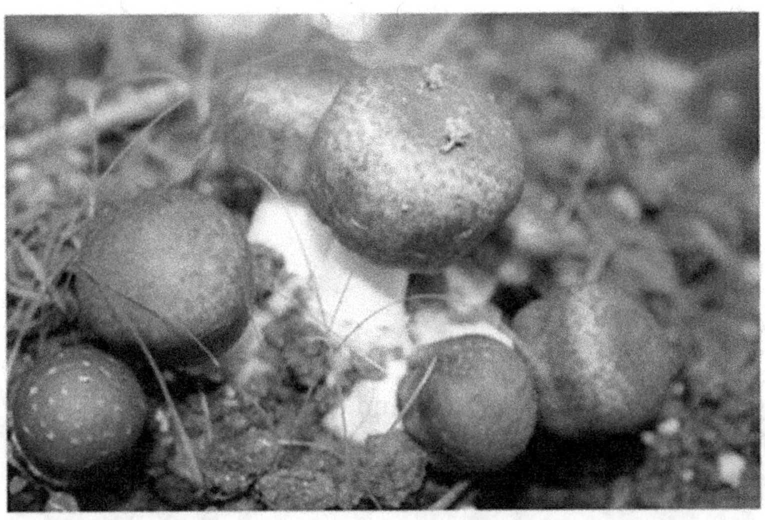

Botánica

La seta común es en realidad un hongo y no un término genérico, siendo el hongo más comúnmente conocido y consumido en todo el mundo, cultivado en más de 70 países. Otros nombres son Seta tabla, Seta de botón, Seta blanca, Seta del champiñón, Seta srimini, Seta italiana.

Originario de las praderas de América del Norte y Europa, al crecer en un hábitat natural, el hongo se ve marrón grisáceo. Cuando es joven, su tapa es semiesférica, que se aplana a medida que crece.

Se debe tener cuidado al recoger setas en el medio silvestre, pues se puede confundir con las venenosas. Las principales características que distinguen entre las dos son el color de las agallas y la base. Las branquias del hongo venenoso son sospechosamente blancas como la nieve, mientras que las del *Agaricus bisporus* son de color rosa o marrón. También en la base de la seta, la seta venenosa tiene una taza o volva, mientras que la seta común no la tiene.

Composición

Vitamina D

Potasio

Propiedades medicinales

Se encontró una disminución estadísticamente significativa de la incidencia de cáncer de mama en mujeres cuyas dietas incluían más de 10 gramos de hongos frescos por día (o el equivalente en seco). Las mujeres del estudio que consumieron hongos frescos a diario, eran menos propensas a desarrollar cáncer de mama, mientras que las que combinaban la dieta de hongos con el consumo de té verde, habían reducido el riesgo de cáncer de mama en casi un 90%.

En un estudio similar con 362 mujeres coreanas, encontraron otra fuerte asociación entre el consumo de setas y la disminución del riesgo de cáncer de mama.

HONGO DEL SOL /COGUMELO DO SOL

Agaricus blazei (Agaricus brasiliensis, Hime matsutake, 姫松茸)

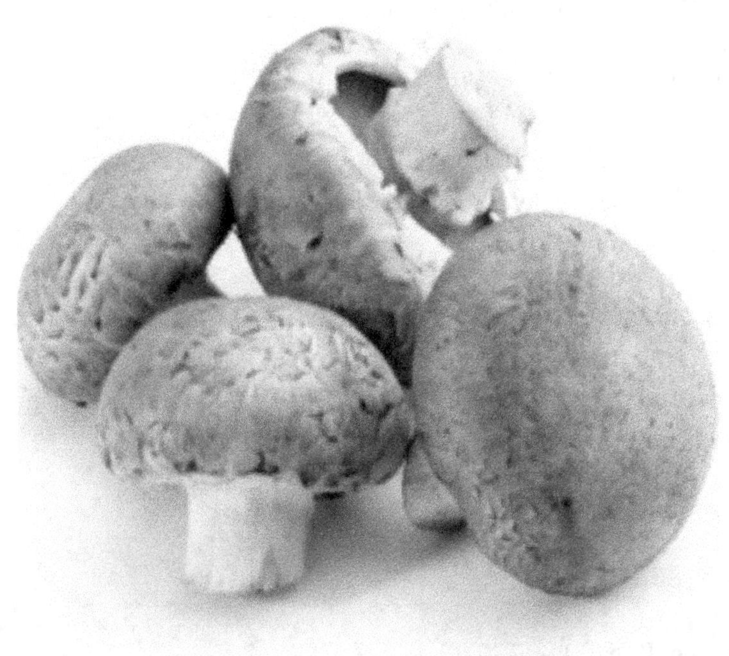

Otros nombres son setas de Dios, seta de la vida, sol agaricus real, champiñón del sol, seta de almendra, princesa, y muchos otros.

Se trata de una especie de hongo cuya identificación parece haber comenzado en Occidente a diferencia de muchos otros hongos y plantas medicinales. Se encontró en el lado oriental al norte de los EE.UU. y Canadá. Más tarde se fue identificando en Hawái, California, Reino Unido, los Países Bajos, Filipinas, Brasil y Taiwán.

Botánica

El hongo tiene una tapa cuyo color varía desde el blanco, el gris, todo a través de marrón rojizo. Su superficie tiene la seda como las fibras, y luego a medida que crece se desarrolla en pequeñas escalas.

La forma de la tapa comienza como un hemisferio que se convierte en una forma convexa. Cuando las esporas maduran, se convierten en un color negro-marrón y cuando se ve a través de un microscopio, se ven de color púrpura-marrón.

El Agaricus blazei gusta de suelos ricos y puede crecer como independiente o en un clúster. A menudo se encuentra en áreas internas donde hay suelo con un montón de estiércol o donde la basura se ha podrido.

Composición

Agua: 85-87%.

El extracto seco contiene:

Proteínas: 40 a 45%.

Carbohidratos: 38-45%.

Fibra: 8.6%

Grasas vegetales 3-4%.

Vitaminas: B1, B2 y niacina. También contiene ergosterol, que es convertible en vitamina D2.

Minerales: potasio.

Uso culinario

El hongo Agaricus blazei se utiliza en Brasil para hacer deliciosos platos. Su sabor es agradable y huele a almendras, ya que contiene alcohol bencílico, benzonitrilo, benzaldehído y benzoato de metilo. Las recetas incluyen sopa de verduras, té de la seta, sopa de calabaza con jengibre y setas, lubina con Agaricius blazei en salsa de setas, canelones de ricotta, filete con champiñones, arroz con Agaricus, aliño para ensalada natural, entre otros.

Propiedades medicinales

De un modo resumido, se utiliza para el cáncer, diabetes tipo 2, colesterol alto, arterioesclerosis, enfermedades hepáticas, trastornos de la circulación sanguínea, y problemas digestivos. Otros usos incluyen la prevención de enfermedades cardiacas, osteoporosis, y úlceras de estómago. También se utiliza para estimular el sistema inmunológico y para el estrés físico y emocional.

La investigación confirma la capacidad del hongo Agaricus blazei para bajar el colesterol en sangre, inhibir los efectos negativos de los agentes patógenos y también impedir la angiogénesis Otros estudios indican que el hongo puede reducir el azúcar en sangre y el control de la insulina.

Mucha de la investigación celular en animales confirma el efecto beneficioso en el cáncer colorrectal y ginecológico. En los casos de sarcoma, cáncer de ovario, cáncer de pulmón, leucemia, hepatocarcinoma, cáncer de estómago y cáncer de próstata, se inhibió la metástasis. Así, mientras que el cáncer no pudo ser eliminado completamente, se impidió al menos su crecimiento.

Un informe de 2008 hablaba de los mecanismos inhibitorios del Agaricus blazei sobre el crecimiento del cáncer de próstata in vitro e in vivo.

La investigación ha demostrado que la riqueza en componentes activos hace que sea capaz de frenar el estrés físico y mental; ralentizar el avance de la osteoporosis y curar úlceras gástricas. Es capaz de reducir el impacto citopático del virus de la encefalitis equina occidental, debido a sus propiedades antioxidantes, anti-mutagénica y propiedades anticancerígenas.

COLA DE PAVO

Coriolus versicolor

Trametes versicolor, Cola de Turquía, Kawaratake, Tsuriganetabe, Yun-Zhi, 云芝

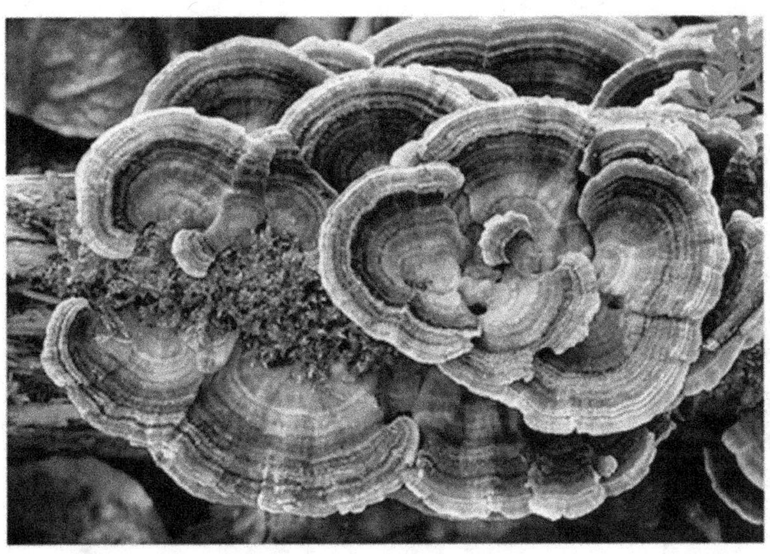

Botánica

Hábitat natural: en México, donde se le localiza en los bosques de las Sierras de Puebla, Tlaxcala, Oaxaca y Chiapas. También se le ha localizado en Colombia; en el municipio de Chabdó, (Chile); y en algunos países asiáticos.

Cuerpo fructífero de más de 10 cm de diámetro, en forma de repisa, con la superficie superior ligeramente aterciopelada con zonas multicolor.

Delgados, de consistencia leñosa. La superficie inferior es de color blanco a amarillo pálido, porosa de 3-5 poros por mm; crecen sobre madera a la cual están unidos por uno de sus lados.

Sus cuerpos están conformados en forma del casco de caballo y sus colores van desde el gris plateado a negruzco. Esta especie de hongo habita en cortezas de algunos árboles y permanece unido al árbol hasta que está muerto; entonces comienza a iniciar la putrefacción de la corteza del árbol.   En resumen, el hongo vive en la corteza de los árboles como un parásito y, posteriormente, de la descomposición.

Le vienen bien las temperaturas cálidas de entre 27 y 30 grados centígrados, aunque puede sobrevivir en altas temperaturas de hasta 38 grados centígrados.   Con frecuencia crece en la madera dura como la de haya, roble mediterráneo y abedul.   Hay momentos en que busca el tilo, arce, cerezo, nogal, sauce, el aliso, el carpe, sicomoro y algunos otros.

Composición

PSK (Krestin) un proteoglicano

PSP (Coriolan) tramentano-péptido.

Melanina-glucano.

Uso diversos

No es comestible, incluso con su olor afrutado y su carne es acre en el sabor.   Sus esporas tienen una forma oblonga.

A veces las personas lo usaban para tejer ropa y como yesca.   En forma de polvo, el hongo se emplea para proteger gorras.   En Siberia, los residentes inhalan por su cuenta o lo mezclan con tabaco y huelen la mezcla.

También se utiliza con éxito como pasadores, alfileres y agujas pues no se oxida. Los entomólogos utilizan el hongo para montar los insectos. En Hokkaido y algunas otras áreas, la parte carnosa del hongo se quema durante la noche en un ritual para borrar los malos espíritus.

Propiedades medicinales

Cáncer: Supresión de la actividad metastática de distintos tipos de tumores.Efecto antiangiogénico sobre la periferia tumoral.Inhibición del oncogén c-Ha-ras.Adyuvante en tratamientos quimioterapéuticos del cáncer de mama, pulmón, esofágico, gástrico y colorrectal.

También se obtuvieron algunos resultados positivos en casos de enfermos con leucemia y cáncer de hígado. En todos estos casos se obtuvo una sensible extensión de la supervivencia a la enfermedad.Se han observado supervivencias de hasta cinco años en pacientes con cáncer de esófago.También es eficaz en pequeños carcinomas de pulmón de células pequeñas y carcinoma de células que afectan a los pulmones.

Sistema inmune: Estimulador del sistema inmunitario.

Protege al ADN celular de los daños provocados por la radioterapia y quimioterapia.Fatiga crónica.Parece eficaz contra la malaria.

Piel: Supresión de la producción de enzimas destructoras del colágeno.En la medicina tradicional aun se usa contra varios granos, tiña, verrugas y como purgante.

Otros: Los dentistas lo utilizan para el secado de los dientes.

Los cirujanos para detener el sangrado durante las operaciones. Hipócrates en el siglo V antes de Cristo lo describe como una sustancia para la cauterización de las heridas. En Europa se emplea para curar las hemorroides.

También se utiliza en tratar de corregir trastornos de la vejiga y la dismenorrea.La medicina china lo recomienda como diurético y como laxante para estimular el movimiento intestinal, el cáncer de estómago y de útero.

El hongo es también un remedio que estabiliza los nervios.

La Revista Internacional de hongos medicinales, le atribuye propiedades para la mejora de la circulación sanguínea, la regulación de azúcar en la sangre y reducir la presión arterial.

CORDYCEPS

Cordyceps sinensis

(Hongo de la oruga, Tochukasu)

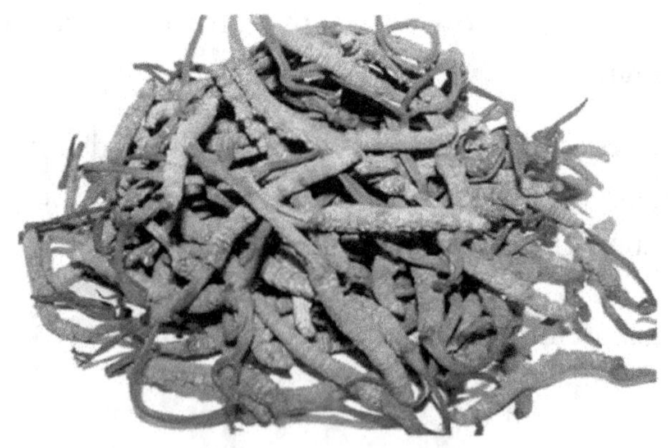

El Tochukasu, es el nombre japonés para el hongo tibetano *Cordyceps sinensis*, en realidad un recurso natural tradicional chino, cuyo uso fue descubierto por pastores hace 1.500 años en la meseta de Qinghai en el Tíbet, región de China. Allí se reservaba su uso para emperadores y gobernantes, quienes afirmaban que el hongo fomentaba el equilibrio entre cuerpo y alma. El Tochukasu que crece entre los 3.500 y 6.000 metros de altura sobre el nivel del mar, es muy escaso y su recolección es difícil, por lo que fue tan valorado como el oro en tiempos pasados. Se le conoce en China como Dong Chong Xia Cao que literalmente significa "insecto de invierno y hierba de verano" y es una de las plantas medicinales más apreciadas por la Medicina Tradicional en los países asiáticos.

Tras el descubrimiento por los chinos, los tibetanos y los nepaleses rápidamente siguieron el ejemplo y comenzaron a usar el hongo de la oruga como medicación. En la actualidad, sin embargo, el modo de producción es diferente y en muchos países el cordyceps crece prolíficamente en los bosques tropicales y en zonas de temperaturas húmedas.

Botánica

Pertenece a una familia de hongos que abarca aproximadamente 400 especies conocidas. Se trata de un hongo que invade una larva silvestre y se desarrolla dentro de ella. El Cordyceps sinensis, pues, es el único organismo que consiste en una combinación de hongo e insecto.Las esporas se depositan y se implantan dentro de las cabezas de las orugas o gusanos y cuando llega la época otoñal, con las orugas en estado de hibernación, las esporas del hongo prosiguen su crecimiento, absorbiendo todo el nutriente de la oruga, convirtiéndola en un elemento rígido por metástasis y causándole la muerte. Con la llegada del verano, en la cabeza de la oruga crece un tallo que sale a la superficie en forma de palo con pequeñas bolitas en la punta, las cuales contienen la siguiente generación de esporas del hongo. Obtiene sus nutrientes por atacar a los insectos y artrópodos; cuando ataca a la oruga luego permanece fijo sabiendo muy bien que la oruga no va a sobrevivir al ataque. Cuando la oruga muere en última instancia, el hongo comienza a brotar en el cuerpo de la oruga.

La recolecta debe hacerse justo antes del deshielo, ya que si se hace después, las demás hierbas pueden dificultar su búsqueda y el agua del deshielo ablanda el cuerpo del hongo.
El cuerpo de la planta, por la parte exterior, tiene un color dorado, de tacto rugoso, con múltiples pliegues en la zona dorsal y ocho pares de patas en la zona abdominal, siendo más visibles las cuatro patas del centro.

Composición

El micelio del *Cordyceps sinensis*, contiene como principio activo principal adenosina, que es un nucleósido formado de la unión de la adenina con un anillo de ribosa (también conocido como ribofuranosa) a través de un enlace glucosídico.

La adenosina tiene una importante función en procesos bioquímicos, tales como la transferencia de energía en forma de adenosín trifosfato y ADP, así como transductor de señal en forma de adenosín monofosfato cíclico o AMPc.La adenosina desempeña un importante papel como neuromodulador en el sistema nervioso central. En su composición encontramos 77 micro y macro sustancias, 80 enzimas, ácidos variados invalorables, aminoácidos, vitaminas, minerales y grasas insaturadas, las cuales dan el hongo el valor medicinal que tiene. Contiene vitaminas B1, B2 y E, oligoelementos como zinc, manganeso, selenio, cromo, fósforo, potasio, etc.

En 1951, el Dr. Ge Ning Han logró obtener un antibiótico derivado del Cordyceps, útil en el tratamiento de la tuberculosis. Estudios japoneses iniciados en 1986 encontraron un factor FTX-20 al que se le atribuyen propiedades para evitar el rechazo de órganos trasplantados e injertos de piel.

Propiedades medicinales

Los pastores notaron que el ganado que comía los pastos del lugar conteniendo este hongo crecían más fuertes y con mucho vigor.

En 1993, el hongo Cordycep causó revuelo cuando Wang Junxia, QuYunxia, y Zhang Linli, tres atletas femeninas de China, ganaron los 1.500, 3.000 y 10.000 metros, y consiguieron 5 nuevos récords mundiales en los Juegos Nacionales, celebrados en Beijing, China. Las atletas pasaron la prueba de dopaje y se encararon con muchas personas que creían que las chinas estaban utilizando esteroides anabólicos. A partir de entonces su entrenador, Ma Junren, hizo público que había recomendado

Cordyceps a sus atletas. Por supuesto, el hongo, siendo sólo un alimento, no podía caer bajo las reglas de la IAAF.

La Medicina Tradicional China nos dice que sus efectos terapéuticos son, entre otros: Reconstituyente general, tonifica la esencia renal, es antitusígeno y mucolítico.

Para tratar el asma, insuficiencias de riñón y pulmón, tuberculosis, enfisemas pulmonares, carcinomas de pulmón, hemoptisis, sudoración espontánea y sudoración nocturna, impotencia, espermatorrea, dolor lumbar, psoriasis, cansancio crónico, anemia.

Sobre el sistema inmunológico:

El Tochukaso es un hongo de alta eficacia para la regulación inmunológica. El sistema inmunológico es la base de la salud corporal, y mientras que lo tengamos en óptimas condiciones seremos muy resistentes a las enfermedades. Para muchos científicos, todas las enfermedades son provocadas por mal control del sistema inmunológico.

Resiste y se opone a las inflamaciones, y por ello en China se utiliza para la artritis, reumatismo, enteritis, arteritis, hepatitis. Es también inmunomodulador, pudiendo actuar tanto en las depresiones del sistema inmune (tratamiento con fármacos), como cuando está hiperexcitado (alergias) o caótico (enfermedades autoinmunes). Aumenta la resistencia contra los agentes patógenos. Es tonificante del pulmón y vías respiratorias, mejorando el asma bronquial, la bronquitis crónica, el enfisema pulmonar y la tos. Desinflama las vías respiratorias sin ser un corticoide.

Sistema cardiovascular:

Previene la arterioesclerosis, las enfermedades coronarias, mantiene la irrigación cerebral, mejora la circulación periférica y mantiene la piel lozana, previniendo también la caída del cabello.

Cáncer:

Muchos oncólogos recomiendan el uso de los Cordyceps como tratamiento complementario a los convencionales y en varios casos, fue capaz de inhibir el crecimiento de un tumor existente o eliminarlo completamente. En los pacientes sometidos a quimioterapia y radiación, su cuerpo consiguió un nuevo impulso de la energía cuando consumieron Cordyceps en el curso del tratamiento.

Tiene un efecto sinérgico que refuerza la eficacia de estos tratamientos y estabiliza el hemograma. Produce un aumento de los macrófagos, las células que digieren los agentes patógenos y los tejidos anormales.

Hígado y virus:

Mejora la función del hígado. Se dice que es capaz de curar la hepatitis B, y también que posee acción antiviral, matando el virus del neumococo además del virus de la hepatitis B. También atacan los virus del herpes y el estafilococo dorado.

Enfermedades renales:

Los trastornos renales también se corrigen en gran medida por el uso de Cordyceps. Cuando la presión arterial anormal era la cuestión, la investigación mostró que los pacientes que tomaban Cordyceps bajaban la presión arterial en un 15%. Esto se producía por conseguir reducir los niveles de proteínas que sobrecargaban el riñón. Además la observación de la misma investigación demostró que la superóxido dismutasa (SOD) aumentaba mientras que el suero lipoperóxido se reducía. Esto neutraliza los radicales libres y reduce el riesgo de dañar el riñón.

En una ocasión, 57 pacientes renales fueron puestos en observación clínica. Su problema había sido provocado por el uso de gentamicina, un antibiótico. Una parte de los pacientes tomó 4 a 5 mililitros de Cordyceps cada día. Otra parte recibió la medicación convencional. Mientras que el grupo de tratamiento convencional recuperó el 45% de su capacidad de trabajo del riñón, el grupo de Cordyceps logró una recuperación renal de un 89%. Mientras que los períodos de recuperación para los dos grupos fueron variados, el de Cordyceps comparativamente más corto.

Otros:

Se le recomienda para el tratamiento de la artritis reumatoide, lumbago y osteoporosis.

Tiene una función antifatiga, ya que aumenta la resistencia al esfuerzo en altura. Ha sido utilizado por atletas chinos con excelentes resultados.

Mejora la función de los riñones, tiene efecto diurético, mejora las nefropatías.

Su acción sobre el sistema reproductor, una de las causas del envejecimiento, se debe a que aumenta la secreción de hormonas sexuales e inhibe el aumento de la enzima monoaminoxidasa (MAO). Se recomienda, pues, para la astenia sexual, impotencia y frigidez.

Los Cordyceps se dice que poseen actividad hipoglucemiante y que son capaces de controlar los niveles de azúcar en la sangre, asegurando que no caiga por debajo de los niveles médicamente aceptables.

Se cree que actúa como antidcprcsivo.

Posee un poder desintoxicante y garantiza la correcta circulación de la sangre dentro del cuerpo, consiguiendo que todos los tejidos estén correctamente alimentados.

Dosis:
Se recomienda tomar 4 a 6 cápsulas al día.

Contraindicaciones:
Aunque el Cordyceps sinensis está indicado para adultos, las personas que consumen drogas inmunosupresoras, anticoagulantes o broncodilatadores, deben consultar con un médico la conveniencia de su uso y su dosis. Las mujcres gestantes o lactantes, también deben consultar al médico antes de utilizar el producto.

ENOKITAKE (Aguja de oro)

Flammulina populicola

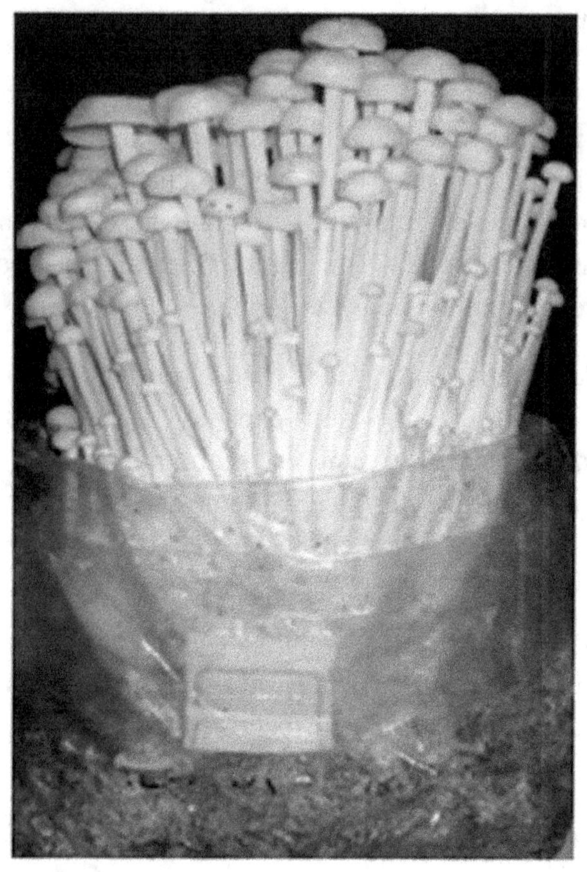

El Enokitake o "Enoki", es una larga y delgada de seta, que se conoce también como The Velvet pie, Enokidake, Nametake, Yuki-motase, Seta de Invierno y Seta Snow Puff.

Botánica

Crece de forma natural en los tocones de Enoki o el árbol Hackberry chino, además de en la mora y los árboles caqui, tanto silvestre como en las explotaciones agrícolas o bosques.   Los hongos cultivados bajo diferentes ambientes se ven diferentes unos de otros.

Cuando se cultiva en la luz del sol, el hongo Enokitake se vuelve de color marrón oscuro, mientras que los privados de la luz solar son de color blanquecino. Este hongo crece a veces muy largo y otras veces más corto, pero con tapas más amplias, que varía con la cantidad de oxígeno aprovechado por el hongo. Cuanto más el oxígeno más corto y más ancho que es.

Composición

Son popularmente conocidos por ser bajos en sodio y ricos en potasio.También contiene vitamina B3 y está libre de colesterol.

Tiene pequeñas cantidades de hierro.

Es muy bajo en calorías y rico en proteínas.

Flammulin, Proflamin y polisacáridos

Ergotioneina

Lectina y beta-D-glucano.

Propiedades medicinales

Antioxidante

El hongo Enoki tiene propiedades antioxidantes debidas a la presencia de ergotioneína.

Cáncer

En la investigación, Proflamin, un compuesto del hongo, ayudó a alargar la vida en un 85% al impedir el crecimiento del cáncer.

La investigación realizada en animales indica que hay potencial para desarrollar una vacuna contra el cáncer que utilice este antioxidante. También hay buenas pruebas relativas al tratamiento del cáncer de linfoma y de próstata. Los investigadores dicen además que el flammulin y los polisacáridos actúan como agentes anticancerígenos.

Antibacteriano

También tiene propiedades anti-virales y anti-bacterianas. La lectina es una proteína moduladora del sistema inmune que mejora la producción de antioxidantes. La capacidad inmunomoduladora de las proteínas de los hongos, se debe a que actúa sobre la producción de citoquinas de las células mononucleares de la sangre periférica humana. Estos ingredientes ayudan a equilibrar el sistema inmune y a mantener el hígado sano.

Otras enfermedades

Es capaz de luchar contra enfermedades degenerativas como la demencia y el Alzheimer. Tiene sustancias antiinflamatorias que ayudan a reducir el riesgo de enfermedades. La naturaleza de desintoxicación de estas sustancias también le protege contra el riesgo de enfermedades del corazón.

De acuerdo con estudios realizados, puede prevenir o incluso curar las úlceras gastrointestinales y enfermedades del hígado, cuando se toma de forma coherente. También se puede utilizar en el tratamiento contra el Staphylococcus aureus.

La riqueza en aminoácidos también ayuda a la reducción del desarrollo del sarcoma. La lisina, por otro lado, contribuye al crecimiento del cuerpo, tanto en peso como en altura.

Advertencia:

La potencia de la proteína cardiotóxica, flammutoxin y sus efectos negativos, se desactivan cuando se exponen a 100 grados de calor durante 20 minutos consecutivos. Ya que todavía no cstá claro los niveles que pueden afectar negativamente a un ser humano cuando se toma consistentemente, es mejor tomarlo cocinado. Para quienes gustan de tomarlo crudo, puede que sea necesario reducir su frecuencia de consumo.

ESTRELLA DE TIERRA

Geastrum triple

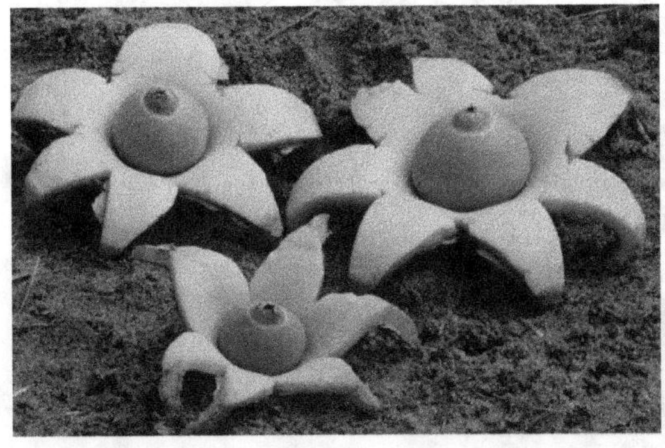

Botánica:

Cuerpo fructífero de 4 - 10 cm de diámetro. Exoperidio no higroscópico que se divide de 4-6 brazos, de color crema parduzco. Cuando maduran forman un collar carnoso alrededor del endoperidio debido a la ruptura de la capa carnosa del exoperidio. Crece sobre suelo de bosque de pinos y cipreses.

Propiedades medicinales:

Tónico para la garganta y el hígado.

GANODERMA APPLANATUM

También es conocido como Hongo del artista o pilz.

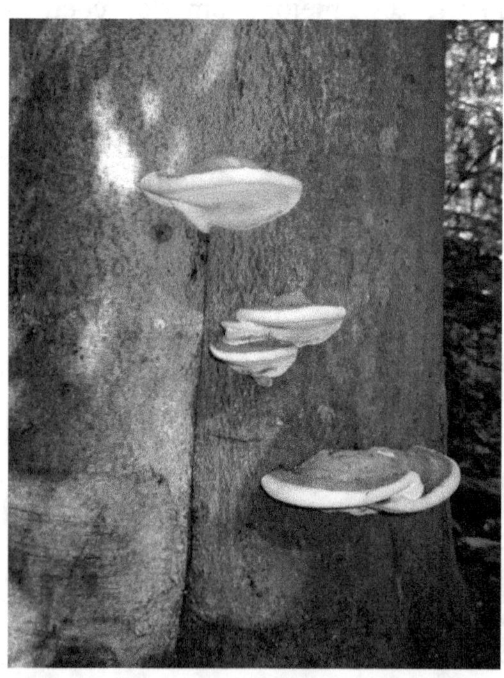

Son muy fáciles de encontrar en madera madura o muerta, especialmente cerca de los arroyos porque tiende a haber más madera muerta y un microclima húmedo. Los arces de azúcar es muy probable que los tengan. En realidad, están por todas partes en realidad y tienen un olor amadera fuerte, pero agradable.

Botánica:

Píleo de 5,5-25,0 cm de largo y 5,0-45,0 cm de ancho, semicircular; superficie dura y leñosa, con arrugas o pliegues dispuestos en hileras en forma concéntrica, pardo-grisáceo. Himenóforo formado por poros de color blancuzco o amarillo muy pálido, los cuales se tornan pardo oscuro al manipularse.

Crece sobre troncos caídos o sobre heridas en árboles vivos especialmente en Costa Rica.

Composición:

Beta glucanos beta, hetero glucanos

Ácidos triterpénicos ganodermicos

Triterpenoides lanostánicos

Preparación culinaria:

Aunque hay controversia, es comestible como alimento, aunque se puede hacer en un té o tintura. El té medicinal se hace por secado a fondo y molienda con un molino de carne u otro tipo de molino, aunque es muy fuerte de triturar. Como siempre, hay que probar una pequeña cantidad al principio, pues si tiene problemas de salud o toma medicamentos, existe la posibilidad de interacción.

Propiedades medicinales:

Aunque se cree que no es comestible, unos estudios en los años 1990 han demostrado la actividad del Ganoderma applanatum contra diferentes bacterias como el Staphylococcus aureus.

Se le atribuyen acciones positivas sobre el sistema inmunológico.

Inhibe el crecimiento de tumores.

Actúa contra los parásitos intestinales.

En un estudio, se evaluó el efecto protector en la intoxicación hepática inducida, reduciendo el estrés oxidativo y la inflamación en el hígado del ratón, disminuyendo significativamente los niveles de ALT y AST en el suero y la lesión histológica hepática.

En otro estudio para investigar el efecto en el cáncer gástrico humano y el mecanismo de apoptosis, se vio que inhibía marcadamente la proliferación de células malignas.

HONGO DE ÁLAMO

Agrocybe aegerita

Seta de castaña, Velvet Pioppino, Agrocybe Cylindrácea, Yanagimatsutake, Zhuzhuang-Tiantougu, hongo de álamo.

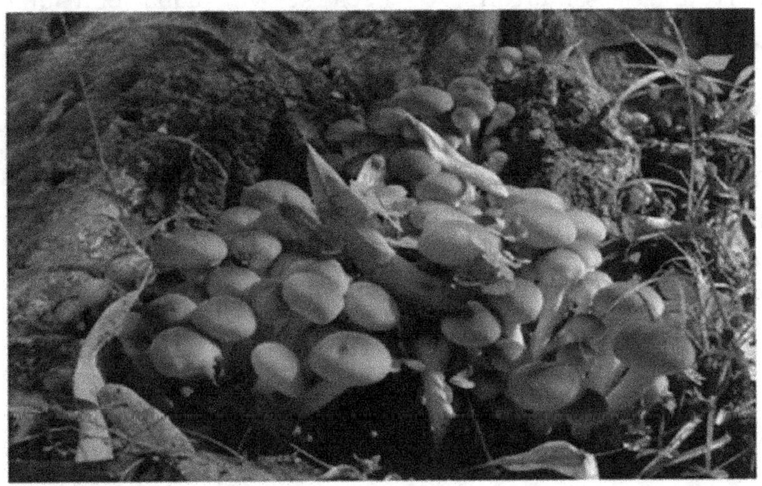

Botánica

Se trata de una especie de hongo que pertenece a la pudrición de los hongos blancos, y se parece al champiñón, sólo que más oscuro. Tiene agallas cuyo color va del rosa al marrón oscuro, de ahí que con frecuencia se le conoce como seta marrón.

Este género de hongo tiene alrededor de 100 especies repartidas por todo el mundo, algunos de ellos venenosos. Dado que algunas de las especies se parecen mucho, solamente una persona con experiencia puede identificar con seguridad los comestibles. Se cultiva y comercializa en Corea, Japón, China y Australia.La castaña es sabrosa y carnosa, pudiéndose comer cruda o cocida.

La castaña es de tamaño medio y cuenta con una tapa en forma abierta y convexa, debajo de la cual hay numerosas placas radiales que son de color blanco, que más tarde se vuelven grises-marrón. A veces se ve plana con un diámetro de 3-10 cm.

Cocina

Para asegurar que el hongo de la castaña conserva su sabor, su valor nutricional y comestibilidad, necesita ser bien lavado, secado con una toalla, y mantenido en un refrigerador. La longitud ideal de almacenamiento es de 3 días. El hongo no debe ser envuelto en una bolsa de plástico. Si eso sucede, comenzará a sudar y empezará a estropearse.

Composición

Es especialmente rica en cobre y ácido pantoténico, vitamina B5, ácido fólico, biotina, niacina o vitamina B3, selenio, potasio y riboflavina o vitamina B2.

Cylindan y Agrocybenine.

Propiedades medicinales

Tradicionalmente, los chinos utilizaban el Agrocybe Aegerita para el bienestar del estómago. También aseguraban que el bazo estará bien nutrido, así como los riñones. Posee propiedades antiinflamatorias, antifúngicas, antibióticas y anti-tumorales. Se dice que contiene compuestos con propiedades contra la enzima ciclooxigenasa.

Es valioso en la provisión de metabolitos secundarios bioactivos. Estos metabolitos incluyen Cylindan que tiene propiedades anti-cáncer, agrocybenine con propiedades antifúngicas, y derivados de indol que son capaces de controlar a los radicales libres. También suprimen la absorción de colesterol.

Cáncer

Mediante la inhibición de la producción de las enzimas de la aromatasa y 5 alfa reductasa, se previene el cáncer de próstata y de mama.

Osteoporosis

También parece ser capaz de frenar los efectos de la osteoporosis.

Infecciones

Sus propiedades antisépticas también ayudan a mantener el cuerpo libre de infecciones.

KOMBUCHA

"Kombucha" que traducido significa "té de Kombu".

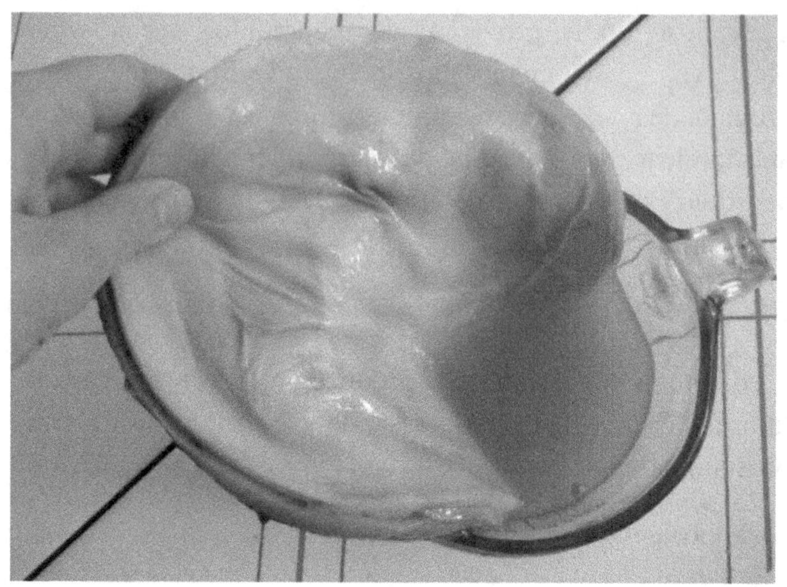

Historia

La Kombucha es una bebida fermentada a través de un hongo, elaborada según una antigua receta de té, azúcar y cultivos de Kombucha. Su fermentación transforma el té o la infusión en una bebida con una variada gama de vitaminas, enzimas, minerales y ácidos orgánicos esenciales.

La Kombucha se consigue a partir de una infusión azucarada de hojas de té o de plantas adecuadas a la que se incorpora el cultivo de la Kombucha, una simbiosis de levaduras y bacterias beneficiosas, cuya fermentación transforma la infusión en una bebida sabrosa con una variada gama de elementos.

Las primeras informaciones que tenemos acerca de la Kombucha como una bebida muy apreciada por sus efectos estimulantes y curativos datan ya de la dinastía Tsin, en el 221 a.C. Las primeras noticias sitúan la Kombucha como una bebida muy apreciada por sus efectos estimulantes y curativos ya en la dinastía china Tsin, en el 221 a. C. Poco a poco se extendió por Japón, Rusia y Europa

Estudios

En la primera mitad del siglo 20, una extensa investigación científica se realizó para demostrar los beneficios para la salud de la Kombucha en Rusia y Alemania, sobre todo debido a un esfuerzo para encontrar una cura para el aumento de las tasas de cáncer. Los científicos rusos descubrieron que regiones enteras de su vasto país eran aparentemente inmunes al cáncer y la hipótesis de que la Kombucha, llamada "kvas té", podía haber influido. Los científicos alemanes que intervinieron en esta investigación, continuaron en esta dirección. Luego, con el inicio de la Guerra Fría, la investigación y el desarrollo comenzaron a ser desviados a otros campos. No fue sino hasta la década de 1990, cuando la Kombucha llegó por primera vez a los EE.UU., un lugar donde no se había realizado ningún estudio sobre los efectos de Kombucha. Gracias a su creciente popularidad comercial en otros países, la investigación rusa y alemana sirvió de empuje para nuevos estudios en inglés. Independientemente de la falta de evidencia científica, el hecho es que esta bebida tiene 2.000 años más de tradición detrás, aunque otros dicen que se remonta a más de 5000 años en China y ha pasado por civilizaciones como la de los faraones egipcios, los Mayas y los Incas.

Composición

Vitaminas: B1, B2, B3, B6, B12, ácido fólico, C, D, E y K

Enzimas: invertasa, amilasa, catalasa, sacarasa, enzima coagulante, proteasa, etc.

Ácidos orgánicos esenciales: ácido glucorónico, ácido láctico, ácido acético, ácido glucónico, ácido carbónico, ácido úsnico, ácido tartárico, ácido cítrico, etc.

Minerales: dependiendo del té o planta que se use. Por ejemplo, el Rooibos contiene hierro, potasio, zinc, manganeso, cobre, calcio, magnesio, fluoruro.

Y no menos importantes: Levaduras y polisacáridos, además de la cafeína (en el caso del té) y aproximadamente 0,5% de alcohol.

Se han aislado los siguiente organismos: Bacterium xylinum, 'Bacterium xylinoides", 'Bacterium glucoSaccharomyces lugii," Saccharomyces apilculatus varieties', 'Schizosaccaromyces pombe", Acetobacter Ketogenum', 'Torula varieties", 'Pichia fermantans'. Este grupo de organismos muestra distintos: efectos antibióticos a través de la presencia de ácido usnic, el cual está presente en muchos líquenes. También hay evidencias que el ácido usnic puede desactivar ciertos tipos de virus.

Beneficios del té de Kombucha

Normaliza el tránsito intestinal

Regula la flora intestinal

Tiene efectos antivíricos y antibacterianos

Activa la defensa del cuerpo

Desintoxica el organismo

Reduce el nivel de colesterol

Equilibra la acidez en el cuerpo

Mejora la digestión de las proteínas

Estimula la circulación

Facilita la absorción de minerales

Activa las funciones del páncreas

Equilibra la glucosa sanguínea

Aumenta la secreción de azufre fisiológico, vitamina B12 y vitamina K.

Mejora el rendimiento del oxígeno en las células.

Aumenta el bienestar.

Aumenta la capacidad física de los deportistas.

Quita las agujetas

Las propiedades de la Kombucha son las mismas para todas sus variedades o diferentes sabores, pero cada tipo de té tiene su carácter particular, su sabor y su color y por lo cual varía en propiedades e ingredientes.

Uno de los mayores beneficios para la salud de Kombucha es su capacidad para desintoxicar el cuerpo. Su riqueza en ácido Glucarico, ayuda a prevenir el cáncer. Incluso Alexander Solzhenitsyn, el autor ruso recientemente fallecido y ganador del premio Nobel, en su autobiografía, afirmó que el té de Kombucha curó su cáncer de estómago durante su internamiento en campos de trabajo soviéticos. Y el presidente Reagan utilizó Kombucha para detener la propagación de su cáncer en 1987, muriendo en 2004, y de vejez, no cáncer.

Es una bebida probiótica, al ser natural,y fermentada con una colonia viva de bacterias y levaduras. Esto aporta una gran variedad de beneficios, como la mejora de la digestión, la lucha contra la cándida, ayudando a la claridad mental y la estabilidad del estado de ánimo. Mitiga los síntomas de la fibromialgia, la depresión, la ansiedad, etc.

Ingredientes

El hongo de Kombucha o 2 tazas de té de fermentación de otra Kombucha o comprado en una tienda (sin pasteurizar, neutral con sabor).

70 gramos de azúcar fina blanca (no azúcar morena o negra) por cada litro de agua (aproximadamente 3 cucharadas). 8 bolsas de té negro, té verde, o una mezcla.

Extras opcionales aromatizantes embotellado: 1 a 2 tazas de fruta picada, 2 a 3 tazas de jugo de fruta, de 1 a 2 cucharadas de té con sabor (como el hibisco o Earl Grey), 1/4 taza de miel, 2 a 4 cucharadas de hierbas frescas o especias.

Utensilios

3 1/2 litros de agua,

Una olla de acero inoxidable.

Un envase de vidrio, porcelana o arcilla.

Un paño de lino, gasa o algodón.

Un trapo fino y una banda elástica para cerrar el envase.

Preparación

1. Poner a calentar agua en la olla

2. Echar 70 g de azúcar (3 cucharadas llenas) al agua todavía fría y revolverlo hasta que se disuelva por completo. Si se usa miel de abeja se echa después de enfriarse el agua.

3. Al hervir el agua se quita la olla del fuego y se echa:

4. 1 bolsita de té verde (dejar reposar 10-15 min)

5. Colar el té o quitar las bolsitas del agua

6. Dejar enfriar el té hasta temperatura ambiental (20 - 25 grados C)

7. Verter el té en un envase de vidrio, porcelana o arcilla

7. Agregar aproximadamente 10% del té anterior terminado

8. Agregar el hongo al líquido

9. Tapar la apertura del envase con gasa, paño de lino ó algodón, tapar de manera que ningún insecto pueda entrar.

10. Poner el envase en un lugar tranquilo y ventilado; la luz del sol daña el hongo.

11. Dejar reposar 8-10 días

12. Sacar el hongo con las manos limpias

13. Colar bebida y echarla en botellas

14. Dejar el resto (10%) del té en el envase, pero una vez al mes se vacía y se limpia el envase con agua caliente; limpiar con cuidado el hongo bajo agua fría corriente y regresarlo al envase.

15. Aproximadamente el 10% de la bebida terminada queda en el envase para el nuevo té o (si se limpió el envase) se regresa al envase.

16. Guardar la bebida terminada en un lugar fresco

17. Empezar de nuevo con 1.

Conservación

El sabor y olor del té Kombucha de buena calidad tiene que parecer a la sidra o al vino blanco. La bebida contiene más o menos 0,5% de alcohol. Los ácidos lácticos y carbónicos que purifican, determinan también sus caracteres poco espumosos. La bebida está a veces un poco turbia. Esto es ocasionado por el enorme número de micro-organismos presentes que tienen a cargo el efecto positivo de la bebida. Las partes más grandes como piezas de hongo o fibras se pueden eliminar pasando por el colador.

El hongo se puede conservar en el té durante algunas semanas o algunos meses. Cuando se engrosa más y más gordo, la bebida se pondrá más agria. Esta bebida se puede usar como vinagre, pura o diluida con agua. Para un período de tiempo más corto, unos días, conservarlo sumergido en agua dentro de un vaso de vidrio, cerrado y en el refrigerador. No renovar el agua.

MAITAKE

Grifola frondosa

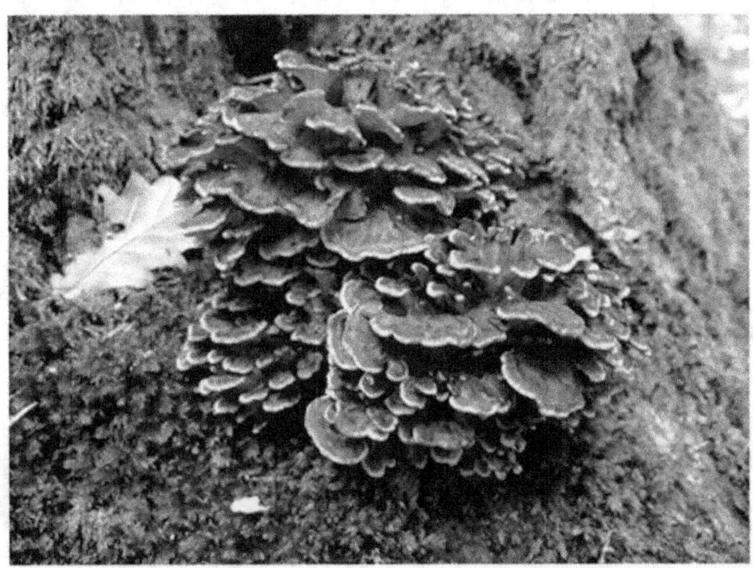

Maitake en japonés significa 'el hongo baile'. Se dice que la gente estaba tan emocionada cuando encontraron el Maitake, una seta muy preciosa, que bailaban de alegría.

La casa original de Maitake es Japón y América del Norte, pero parece haber bailado su camino en todo el mundo. Muchas culturas tienen ahora un nombre especial para ella. Por ejemplo, en inglés lo llaman la 'gallina de los bosques'.

A veces también se conoce como la "cabeza de oveja" o la "cabeza de carnero" y los italianos se refieren a ella como la seta de la 'signorina ", mientras que los chinos la llaman' Huishuhua'.

En Japón, se le conoce como el "rey de las setas", debido a su tamaño, llegando a alcanzar los 20 kg.

Hay algunos micólogos que lo consideran un parásito, mientras que otros lo categorizan como saprotrofico.

Botánica

Canadá, en su región del Este,noroeste de los Estados Unidos, noroeste de Japón. Regiones temperadas del bosque duro en China y Europa.

El Maitake crece en la base de los árboles en racimos, en particular, le gusta el roble. A veces también se encuentra creciendo en el castaño y olmo. Lo mejor es comerlo en su etapa joven, ya que se hace más duro a medida que crece más.

El hongo Maitake es perenne, lo que significa que está fácilmente disponible durante muchas temporadas. Sin embargo, requiere temperaturas de entre 5-37 grados centígrados.

Brota de un esclerocio en el suelo, un tubérculo como bulto del tamaño de una patata.

El hongo tiene tapas grisáceo-marrón que suelen ser en forma de cuchara, lengua o en forma de abanico con pocos poros en la parte inferior de la tapa.

Por lo general es identificable por su tallo, que suele ser de color blanco lechoso.

Composición

Minerales:

Potasio, calcio y magnesio.

Vitaminas:

B2, D2 y niacina.

Fibra y aminoácidos:

Un inhibidor de alfa glucosidasa.

Un inhibidor de la enzima ciclo oxigenasa.

Un inhibidor del factor de crecimiento endotelial vascular VEGF.

Lys-N (proteasa).

Beta-glucanos 1,6 Beta-glucano, (grifolan). 1,3 Beta-D-glucanos. Beta-glucano ácido. Hetero-Beta-glucano. y Lectina N-acetilgalactosamina-específica ("GFL").

Grifolan.

Cocinado

El hongo es delicioso y los japoneses lo utilizan ampliamente en sus cocinas, como un ingrediente importante en el nabemono, un plato popular.

En algunos casos poco frecuentes, sin embargo, los consumidores sufren reacciones alérgicas.

En la preparación del Maitake hay que buscar la tapa, pues el tallo suele ser demasiado duro para comer. A continuación, puede seguir adelante y cocinar liberalmente, freír, hornear, o hacer una bebida.

Cualidades terapéuticas

El Maitake, durante mucho tiempo, ha sido incluido por los chinos y los japoneses en sus medicamentos a base de hierbas curativas. Sin embargo la investigación científica real sobre el hongo se inició en la década de 1980 en Japón y en los países europeos, este tipo de investigación es más reciente.

Antiviral, en el tratamiento de SIDA

Activador del Sistema Inmunológico

Anti-Cándida

Regula la presión/azúcar de la sangre

Reduce el colesterol

Tónico para pulmones/Sistema Respiratorio.

Cáncer

El Maitake es visto como una alternativa para evitar el avance del cáncer mediante la mejora de la producción de interleucinas y las linfoquinas.

También, en 2009, un estudio llevado a cabo en seres humanos por el centro del Cáncer Memorial Sloan-Kettering, demostraron que era capaz de estimular el sistema inmunológico de los pacientes que sufren de cáncer.

Especialmente en cáncer de pecho, próstata, y cáncer colorectal.

En un estudio clínico no aleatorio, de 165 pacientes, con etapas avanzadas de cáncer (III-IV), se observó un retroceso tumoral, o una mejoría significativa de los síntomas, en 11 de los 15 pacientes con cáncer de mama; 12 de 18 pacientes con cáncer de pulmón, y en 7 de 15 pacientes con cáncer de hígado.

Estimulación del sistema inmune

Puesto que es rico en polisacáridos, el consumo regular proporciona un largo camino para mejorar el sistema inmunológico. Esto se logra generalmente con la ayuda de los antioxidantes que contiene.

Recientes estudios In Vitro, han mostrado que los 1,3 Beta D-glucanos, de la fracción hidrosoluble de los cuerpos fructíferos, estimulan la producción de citoquina por parte de los macrófagos, induciendo una respuesta inmune.

Hipertensión arterial

En los resultados de un ensayo, 11 pacientes hipertensos tomaron píldoras de 500 mg de Maitake dos veces al día. El resultado fue una caída media de la PA sistólica de cerca de 14 mm Hg y una caída media de la PA diastólica de unos 8 mm de Hg.

Azúcar en la sangre y colesterol

Los polisacáridos del hongo también regulan el azúcar en la sangre y el colesterol.

Maitake se recomienda especialmente para los pacientes que sufren de diabetes tipo 2. La investigación también ha demostrado que el Maitake puede aumentar la sensibilidad a la insulina, mientras que reduce la resistencia.

Obesidad

Debido al hecho de que contiene proteínas magras y bajas cantidades de colesterol, es un agente eficaz para la pérdida de peso.

MELENA DE LEÓN

Hericium erinaceus

En japonés se denomina Yamabushitake (山伏茸, 猴头菇hongo de la montaña escondida). Es llamado hóu tóu gū (hongo cabeza de mono) en chino. En vietnamita se le llama nam dau khi. También se conoce como la barba de sátiro o el Hongo Diente barbudo.

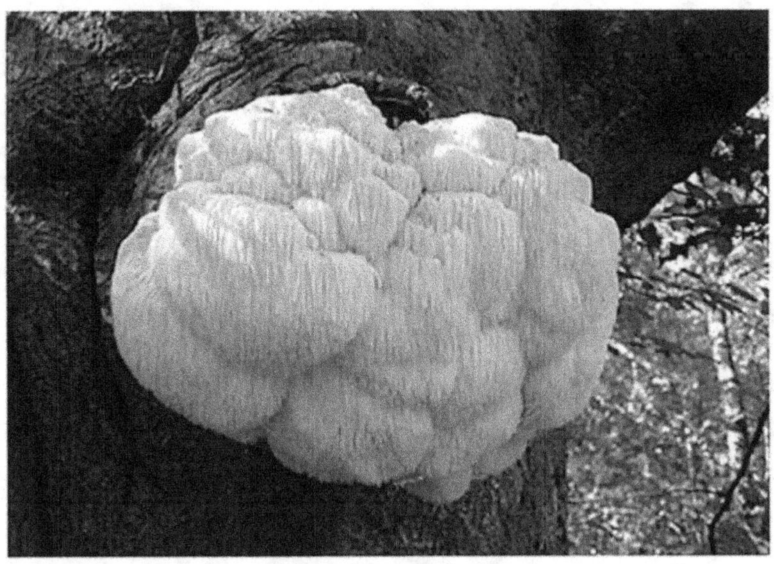

Se trata de un hongo poco común, aunque es considerado una exquisitez en la cocina. El cuerpo fructífero parece la melena de un león, por ello recibe ese mismo nombre. Fue descubierto por primera vez en América del Norte.

Botánica

Se desarrolla preferiblemente sobre castaños, robles, hayas o nogales muy viejos pero aún vivos y crece sobre el tronco a una altura de 3-4 metros.

Su aspecto de la columna hacia el exterior a partir de un grupo, le diferencia de otras especies de setas con espinas de una rama que, por lo general, miden más de un centímetro.

Suele crecer en maderas duras durante el verano y puede por lo tanto ser fácilmente confundido con otra especie Hericium. Entre las maderas duras, le gusta el árbol de haya americano.

Se le confunde con el Hericium coralloides, de agujas cortas que se sustentan sobre estructuras ramificadas, y el Hericium cirrhatum, el cual dispone de sombreros bien diferenciados de donde parten las agujas.

Composición

Treitol, ácido palmítico.

D-arabinitol.

Hericinonas y Erinacinas

Cocina

Si se comen cuando son jóvenes, su textura es como los mariscos y los chinos lo incluyen en su cocina en lugar del cordero o incluso carne de cerdo.

Propiedades medicinales

Demencia

Estimula las células nerviosas de los animales.

Mejora la capacidad cognitiva.

Una investigación sobre este hongo se realizó en ratas en 2005 y se encontró una reducción de azúcar en la sangre y la regulación de los niveles de lípidos.

El Dr. H. Kawagishi ha investigado los compuestos del hongo sobre el sistema neurológico y, en especial, en relación a su uso para el tratamiento de las distintas dolencias relacionadas con él mismo: desde las parálisis provocadas por las lesiones medulares, hasta las enfermedades psicosomáticas como la esquizofrenia o las neuromotoras como el Parkinson, y sin excluir los problemas derivados de la prematura senilidad de las neuronas cerebrales como el caso del Alzheimer.

Estimula el factor de crecimiento nervioso, según se experimentó in vitro con células astrocitomas humanas. También estimuló la formación de mielina en un experimento in vitro.

Las *Hericinonas y Erinacinas*, actúan sobre el sistema nervioso de dos formas fundamentales:

- Protegiendo y reconstituyendo las vainas de mielina, una capa que además de aislar la conducción de los impulsos nerviosos, parece comportarse como una membrana semiconductora y como tal intermediar entre la información externa (muscular, sanguínea, inmunológica o celular en general) y la de los propios axones o fibras nerviosas que envuelven.

- Potenciando el NGF (Factor de Crecimiento Nervioso) de las neuronas. NGF es la hormona que mantiene activas a las neuronas, induciéndolas tanto a su crecimiento como a su replicación y, fundamentalmente, a la reparación y regeneración de nuevas sinapsis. Su función como hormona circulando por la sangre es fundamentalmente neurotrófica (crecimiento y regeneración de neuronas), llegando a muchos órganos donde hay neuronas independientes del sistema nervioso (p.ej. en el corazón). El NGF actúa también como neurotransmisor acoplándose a receptores celulares determinados, no necesariamente neuronales. Se reconocen sus relaciones entre el sistema inmunitario y el sistema nervioso que podrían tener una enorme relevancia en enfermedades del Sistema Nervioso Central, tales como el Autismo, el Parkinson o el Alzheimer. En estas y otras enfermedades neurológicas es posible que un estado inflamatorio relacionado con un sistema inmunitario desequilibrado tenga mucho que ver con su etiología. Al ser la Melena de León con su triple función de potenciadora del NGF, activadora neuronal y protectora y regeneradora de la mielina, podría jugar un importantísimo papel en toda la gama de patologías psiquiátricas, desde la Depresión hasta la Esquizofrenia.

Inflamaciones gástricas

Los estudios han indicado que el hongo se puede utilizar para calmar la inflamación y enfriar las úlceras gástricas, así como las del esófago. Por lo general, una persona que sufre úlceras gástricas experimentará dolor en el abdomen. Este intenso dolor puede desencadenar otras enfermedades como la pérdida de peso o insomnio. Otros síntomas de las úlceras gástricas incluyen vómito con restos de sangre en heces. Las úlceras del esófago generalmente están causadas por la enfermedad de reflujo gastroesofágico (ERGE). Si se declaran úlceras, la enfermedad ocasiona lo que se denomina como esófago de Barret.

Pancreatitis

La pancreatitis es causada por las enzimas digestivas que realizan su misión en el lugar equivocado -el páncreas en lugar del intestino delgado-. Esto da como resultado la corrosión gradual del páncreas y el dolor agudo posterior.

Enfermedad de Crohn

Esta enfermedad también puede ser tratada por el hongo Hericium Erinaceus. Se caracteriza por la inflamación de las paredes del intestino, ocasionando un íleon más vulnerable.

Hemorroides

Las hemorroides se agrandan a causa de los vasos sanguíneos en la parte inferior del recto, alrededor del ano. Aunque a veces no son dolorosas, su existencia se conoce generalmente debido a la presencia de sangre durante el movimiento intestinal. Si hay coágulos sanguíneos en las venas dilatadas, el fuerte dolor es inevitable.

Cáncer

Los cánceres tratables incluyen los intestinales y pancreáticos y los de estómago, así como el cáncer de esófago. También se ha logrado reducir significativamente los efectos secundarios asociados con la quimioterapia.

Osteoporosis

El hongo también se sabe que positivamente ayuda a la osteoporosis, ralentizando la velocidad a la que los huesos se corroen y fomentan una especie de proceso de reparación. También adormece el dolor.

Obesidad

También se recomienda para las personas que están interesadas en perder peso o mantener su peso bajo control.

InfeccionesFortalece la inmunidad de la persona y promueve la salud corporal global.

MESHIMA

Phellinus linteus (Meshimakobu, Song-Gen, Sang-Hwang)

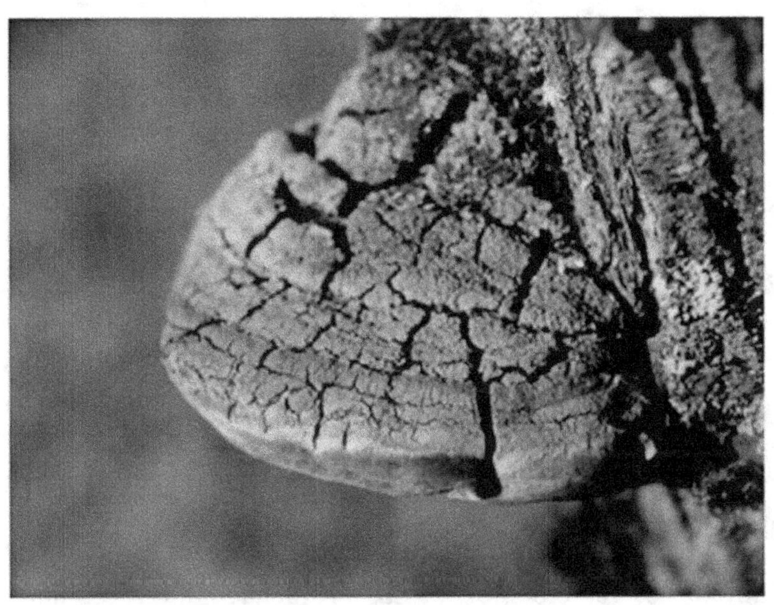

Según la leyenda *"Si usted puede encontrar un lingzhi de mil años de antigüedad en un árbol de morera adulto, puede salvar a una persona de morir"*.

Botánica

Este hongo se asemeja a un casco, con un color del tallo que varía de marrón oscuro a negro. Se encuentra principalmente en China, Corea y Japón, donde es tratado como planta medicinal. Prefiere la morera a otros árboles y se encuentra generalmente en las ramas y tallos.

Composición

Beta-D Glutan

Lectina

Interfungins A

Hispidin

Cocina

En Corea con el hongo se hace un té que es bebido de forma regular.

Propiedades medicinales

En los países asiáticos, lo han utilizado durante cientos de años para tratar la diarrea, la disfunción gastrointestinal, hemorragias, cánceres y otras dolencias. También se dice que estimula el sistema inmunológico debido a la presencia de Beta-D Glutan y lectina.

También es reconocido por sus propiedades para regular los niveles de azúcar en la sangre, lo que se debe a la presencia de interfungins A, siendo particularmente útil en el control de la diabetes tipo 2.

En el tratamiento de la hemorragia, se muestra eficaz en el sangrado de ovarios y el sangrado excesivo durante la menstruación, así como también se detiene el sangrado intestinal.

La investigación está en curso para determinar si puede controlar la hemofilia.

El extracto de Phellinus Linteus tiene un antioxidante conocido como hispidin.

De acuerdo con la Escuela de Medicina de Harvard, el extracto contiene agentes anticancerígenos potenciales y según el British Journal of Cancer, el hongo fue capaz de interrumpir y reducir el rendimiento de la enzima AKT y por lo tanto, prevenir un mayor desarrollo del cáncer de mama.

Posee propiedades anti-bacterianas gracias a los compuestos CHCl3, n-BuOH y H2O, que luchan contra las bacterias, incluso aquellas resistentes a los medicamentos existentes, como el Staphylococcus aureus, resistente a la meticilina. La endocarditis es una enfermedad cardiaca ocasionada por esta bacteria que ocasiona también la coagulación del plasma sanguíneo.

Las disfunciones gastrointestinales, son otras de las enfermedades corregidas por el Phellinus Linteus, como pueden ser el estreñimiento o incluso el Síndrome del Intestino Irritable.

POLYPORUS UMBELLATUS

Choreimaitake o Zhu-ling

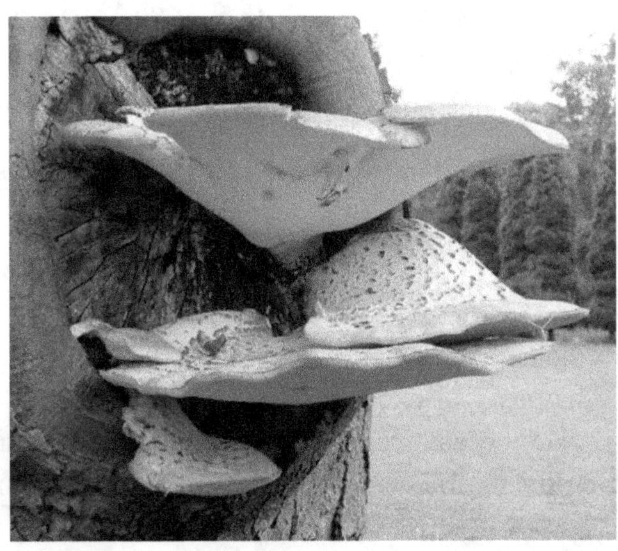

Botánica:

Especie localizada sobre tocones o troncos de árboles planifolios, en este caso sobre robles. Desde el verano al otoño, especie rarísima y digna de ver.En su conjunto puede alcanzar muy notables dimensiones, incluso medio metro en algunas ocasiones. Está formado por un tronco central de color blanco sucio o beige, con unas ramificaciones que parten en diversas direcciones de las que se erigen un montón de setas completas, con sombrero, pie e himenio.

Composición

Contiene polisacáridos, polipéptidos.

Minerales como el calcio, potasio, hierro, manganeso y zinc.

Vitaminas del grupo B (sobre todo Biotina).

Metabolitos secundarios (ergosterina y ácido alfa hidroxi tetracosanoico). Glicoproteínas, arabinoxilanos, ergosteroles y un amplio espectro de 1,3 1,4 y 1,6 β-Glucanos.

Ergosterol y biotina.

Propiedades medicinales

En la Medicina Tradicional China (MTC) se utiliza para combatir flemas y el exceso de humedad que afecta a la vejiga y riñón ocasionando escasez de orina (disuria), micción dolorosa, infecciones, cáncer, nefritis y edemas.

Gracias a su función drenante mejora la estasis linfática, por lo que contribuye a reducir la presión arterial.

Esta seta ha demostrado una eficacia similar a los diuréticos farmacéuticos, con la ventaja añadida que no aumenta la excreción de sales potásicas, sino sólo las sódicas.

Un estudio establece que tiene un efecto inhibitorio sobre la clamidia (Chlamydia trachomatis), bacteria de transmisión sexual.

Otros estudios se refieren a su efecto contra los parásitos, para mejorar las funciones del sistema inmunitario y para el tratamiento de ciertos cánceres, incluyendo el de hígado, el de la vejiga y la leucemia. En particular, se analiza su utilidad para evitar la reaparición del cáncer después de la quimioterapia y la radioterapia.

Actúan contra el Plasmodium falciparum (paludismo) y Brucella spp. (brucelosis), también contra malaria. En el caso de la brucelosis, ayudó a revertir la supresión del sistema inmunológico, que forma parte de esta enfermedad debilitante.

Otro uso es el tratamiento de la hepatitis B, aunque el efecto no es lo suficientemente fuerte. Además, ha demostrado también un efecto protector en casos de hepatitis tóxica.

Es eficaz en alopecia areata gracias a cuatro sustancias: 3.4 dihidroxibenzaldehido, acetosyringa y polyporusterona A y B.

Se ha observado tanto un aumento de la velocidad de crecimiento, como de la duración de la actividad folicular.

PYCNOPORUS SANGUINEUS

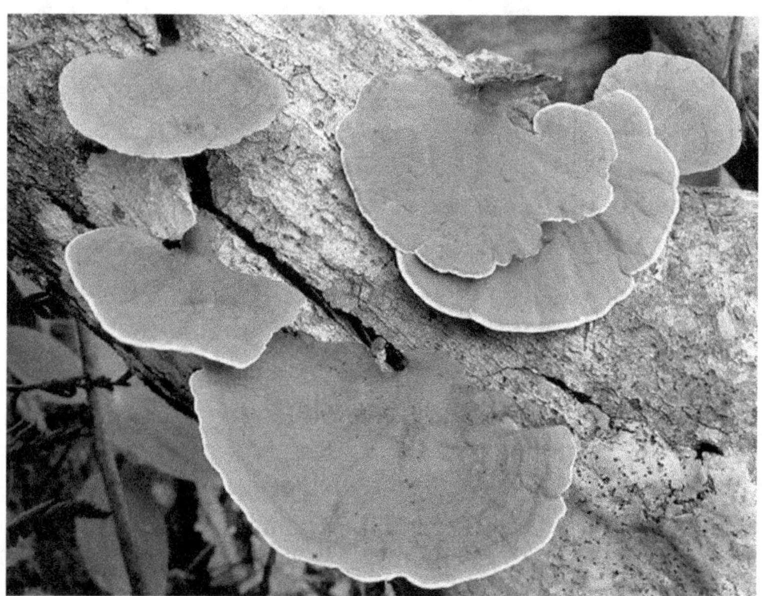

Botánica:

Superfície velutinosa, algunas veces rugosa, de color rojo-anaranjado brillante cuando está húmedo y anaranjado-rojizo hasta anaranjado-amarillento cuando está muy seco. Crece sobre troncos caídos en zonas asoleadas y alteradas, incluso sobre troncos quemados.

Propiedades medicinales:

Contra toxinas, reumatismo e infecciones fúngicas.

REISHI

Ganoderma lucidum

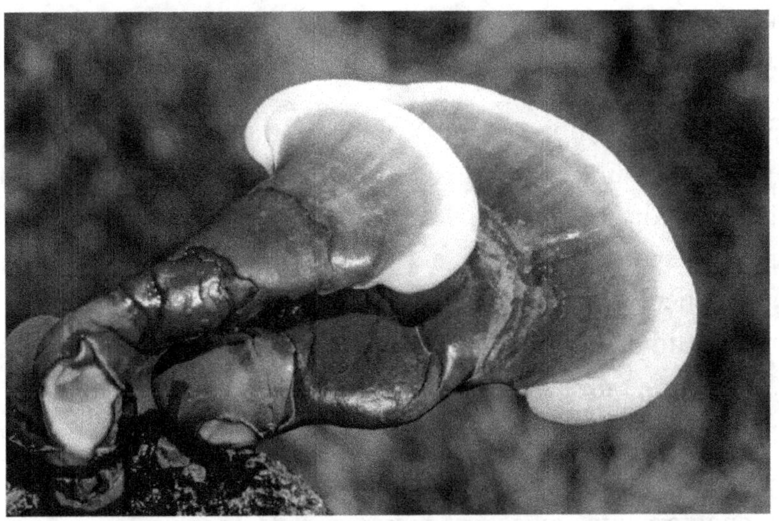

Oculto entre los árboles, al abrigo de la luz y mantenido con alta humedad ambiental, el hongo Reishi es uno de los muchos milagros que nos proporciona la naturaleza para la mejora de nuestra salud.

En idioma chino se denomina Líng zhī (chino tradicional:靈芝; simplificado:灵芝 y que se traduce como la "hierba de la potencia espiritual", altamente estimada como elixir de la inmortalidad). En japonés: reishi (otro nombre japonés es Mannentake que significa "hongo de 10,000 años" y Maboroshii); en Corea: yeon gji, SAD: 영지), Linh en vietnamita que significa "hongo supernatural 'cuando se traduce directamente. En castellano se le conoce como "Pipa".

La palabra ling es china y significa "hierba de la potencia espiritual". También ha sido descrita como "el hongo de la inmortalidad". Su nombre genérico deriva del griego ganos (γανος), "brillo, lustre"; y de dermis (δερμα), "piel", mientras que el epíteto específico lucidum en latín significa "brillante".

En inglés sin embargo, Lingzhi también se denomina Ling Ling Chi Chih. En los textos chinos clásicos, Lingzhi es mencionado 100 veces, lo que demuestra lo importante que fue para Oriente. Un buen ejemplo es en Hanshu 'Libro de Han', donde se le conoce como "hongo de la inmortalidad o elixir de la vida".

Su valor medicinal fue reconocido por más de 2000 años.

En Oriente, está pintado en los tapices reales, frecuentemente con sabios famosos de la época.

El primer registro histórico del Reishi, fue en la época del primer emperador de China, "Shih-Huang" de la Dinastía Ch'in (221-207 a.C.).

Existe la seta en diferentes especies, la mayoría de las cuales llevan propiedades curativas que se han hecho famosas en todo el mundo y que incluso son alabadas en la American Herbal Farmacopea y Terapéutica.

Botánica:

Pertenece a la familia de las Ganodermataceae, del género Ganoderma.

Es el nombre de una de las formas (el basidiocarpo) del hongo Ganoderma lucidum y que también se aplica a su pariente cercano Ganoderma tsugae. Estas dos especies de hongos se encuentran distribuidas por todo el mundo, tanto en zonas tropicales como en templadas, Crece como un parásito o saprófito, sobre una gran variedad de árboles.

Es un hongo coriáceo, con un sombrero de color barniz rojo, arriñonado, en forma de tapa y, según la edad del ejemplar, de color blanco o marrón en la zona de los poros.

No es fácil extraer buenos ejemplares de esta extraordinaria seta, al menos para conseguir un producto de similar calidad en toda la recolección.

Una vez recolectadas las mejores setas, se le extraen los micelios (masa de filamentos que constituyen el cuerpo vegetativo de un hongo) de la parte inferior del sombrero. Estos se envasan mezclándolos previamente con agar-agar, siendo conservados durante un mes a 25º C, para que continúe su desarrollo. Un mes después, los micelios se trasladan a una mezcla de serrín y salvado de arroz, elaborándose un caldo que se embotella una vez esterilizado para servir de alimento a los micelios. Estos será inoculados posteriormente en maderos de roble, haya y ciruelo, los cuales se almacenarán durante dos o tres meses. Pasado este tiempo los maderos se llevan al campo de cultivo para ser enterrados de forma vertical.

Cuando con el paso del tiempo las setas van creciendo y logran su maduración, se recolectan y trasladan al laboratorio, donde se seleccionan y desecan en un horno. La última fase del proceso implica la trituración y la pulverización, añadiendo agua al polvo resultante para conseguir una masa, que es embutida en un cilindro poroso. A través de esos poros saldrá, finalmente, los finos gránulos de la seta Reishi.

El hongo Reishi puede soportar climas variados y por lo tanto crece en clima templado, así como las regiones tropicales. Cuando está fresco, es suave.

Es una seta polypore que no tiene branquias en la parte inferior de la tapa que adopta forma de riñón y tiene un barniz rojo. Se clasifica como un polypore porque libera sus esporas a través de unos poros finos.

Las variedades de Lingzhi, sin embargo, tienen diferentes colores, aproximadamente 6, y cada uno se cree que tienen características diferentes. Se les conoce como Akashiba (reishi rojo), Kuroshiba (reishi negro), Aoshiba (azul reishi), Kishiba (reishi amarillo), Shiroshiba (reishi blanco), y Murasakishiba (reishi púrpura).

El hongo rojo actúa sobre el corazón y el verde es para el hígado. El amarillo es para el bazo, mientras que el hongo blanco actuará en los pulmones, el hongo negro maneja el riñón, el hongo morado da esencia espiritual. Los chinos tienen el hongo Reishi en tan alta estima que a veces representan a Kuan Yin, la diosa china de la curación, como un hongo Reishi.

Una de las dos variedades principales se encuentra en los EE.UU., mientras que la otra se encuentra en los trópicos y en la Amazonía. La variedad de Estados Unidos es grande, con un tallo corto o ninguno en absoluto y la que está en el trópico es pequeña y tiene un largo y delgado tallo.

Las condiciones ambientales pueden, sin embargo, afectar a su aspecto exacto. Por ejemplo, un área con dióxido de carbono excesiva producirá Reishi con tallos alargados.

Los tonos de colores también varían entre las diferentes variedades, pero el Reishi rojo es el más popular.

Su hábitat habitual se encuentra en áreas con árboles de hoja caduca, donde el hongo crece en la base de los árboles y en sus muñones, pero es difícil de encontrar. Por ejemplo, en una muestra de 10.000 árboles de hoja caduca de edad, sólo 2 ó 3 tendrán Reishi.

La disponibilidad de Reishi, por lo tanto, sólo puede depender del cultivo específico y algunos agricultores lo cultivan en interiores, en un ambiente esterilizado, mientras que otros crecen en campo abierto en camas de astillas de madera o troncos.

Tras la Segunda Guerra Mundial, se investigaron nuevas técnicas de producción para el Reishi que aceleraban su propagación, aunque los primeros intentos fracasaron a causa de su poca capacidad de reproducción en terrenos no apropiados. Finalmente, en el año 1972 se logró cultivar de forma continuada y planificada, siendo Venezuela y Japón los países que mejor producción lograron.

En esos años, el Reishi se cultivaba artificialmente en bases de harina de arroz, salvado o madera, pero los resultados aún no podían proporcionar una puesta en el mercado suficiente para su comercialización, por lo que se buscaron nuevos métodos que reprodujeran el proceso de crecimiento y desarrollo natural de la seta, como fueron la implantación de los micelios (masa de hifas que constituye el cuerpo vegetativo) en maderos de roble, haya y ciruelo viejo, una técnica que mejoró los resultados anteriores y dejó la puerta abierta para su perfeccionamiento.

El secreto parecía estar en la suma del lugar de cultivo, ambiente y climatología, los cuales deben ser minuciosamente planificados para que todos los ejemplares posean las mismas propiedades terapéuticas. Esa es la razón por la cual no todas las marcas que existen en el mercado pueden demostrar las mismas ventajas.

Cuando se acelera su cultivo y maduración para optimizar los resultados económicos, los resultados son mediocres e incluso nulos. Cultivarlos en parques o macetas tampoco es buen sistema.

Composición

Es la única fuente conocida de un grupo de triterpenos, conocidos como ácidos ganodéricos, que tienen una estructura molecular similar a las hormonas esteroides.

Es una fuente de polisacáridos biológicamente activos que se presume tienen propiedades medicinales.

Contiene también:

Ergosterol

Cumarina

Manitol

Lactonas

Alcaloides Chuang

Ácidos grasos insaturados

Vitaminas y minerales.

A diferencia de muchos otros hongos, que tienen hasta un 90% de contenido de humedad, los Ganoderma solo contienen alrededor de 75% de agua.

Propiedades terapéuticas

Estimulación de los sistemas cardiovascular y pulmonar.

Como antioxidante.

Antiinflamatorio en tratamientos de artritis y arterosclerosis.

Estimula el sistema inmune aumentando producción de linfocitos "T" y agentes antitumorales.

Inhibe el aumento de colesterol, y la reacción alérgica de las histaminas.

Agente antitumoral incrementando de 5 a 29 veces en el factor de eliminación de tumores.

Estimula los Linfocitos "T".

Fuerte inhibidor del aumento de las células de leucemia.

Antioxidante, incrementa la producción de ácido nítrico a la vez que disminuye otros radicales libres.

Antiinflamatorio en el tratamiento de artritis.

Tratamiento efectivo contra la aterosclerosis.

Tratamiento para la inflamación del cerebro.

Tratamiento de cirrosis por hepatitis.

Contiene propiedades anti-envejecimiento.

Motiva la actividad de los linfocitos y la inmunoglobulina.

Tónico contra el VIH/SIDA.

Los estudios científicos han demostrado que el hongo Reishi tiene propiedades que contribuyen a la curación de los tumores, la reducción de azúcar en la sangre y los niveles de colesterol.

Las pruebas de laboratorio han confirmado que el hongo tiene elementos que luchan contra algunos tipos de cáncer, como el de ovario epitelial, al mismo tiempo que previene la metástasis.

No obstante, la etapa en la que es mejor aplicar Reishi en el cáncer está aún por especificar. Se establece, sin embargo, que puede inhibir la formación inducida por tumores recientes de los capilares sanguíneos o venas. Esto tiene el efecto de cortar el suministro de alimentos para el tumor y reducir el crecimiento perpetuo. También puede inhibir el movimiento de las células cancerosas dentro del cuerpo, obstaculizando la capacidad para multiplicarse.

Además de lucha contra el cáncer, el Reishi también se considera importante en la reversión de la actividad viral, la regulación de la actividad cardiovascular, la lucha contra la fatiga crónica, artritis reumatoide, y ayuda a los pacientes con diabetes.

Reishi muestra capacidad para revitalizar las neuronas del cerebro y capturar y eliminar células cancerosas. Además, inhibe la expansión de nuevas células de grasa en individuos que sufren de obesidad.

Posee decenas de compuestos bioactivos naturales que tienen la capacidad de tratar, naturalmente, una gran variedad de condiciones o enfermedades, como las alergias, las enfermedades autoinmunes, asma, diabetes, enfermedad de Alzheimer, Parkinson y enfermedades del hígado, sólo para nombrar unas pocas.

Reishi puede tomarse por vía oral, principalmente a través de suplementos, pero ahora también se comercializa y se vende como un producto de café.

Goza de especial veneración en Asia, donde se ha utilizado en la medicina tradicional china como un medicamento durante más de 2.000 años, convirtiéndose en una de las más antiguas setas de las que se tenga conocimiento hayan sido utilizadas en la medicina, debido a los beneficios para la salud que se le atribuyen.

Este hongo, por sus interesantes propiedades curativas, ha sido empleado durante años por los bonzos (monjes budistas) y que se referían a él como "alimento misterioso, raro, valioso y difícil de conseguir", lo volvemos a encontrar en libros tan antiguos como el "Shennong Materia Médica", así como en el "Shinnou Honzou Kyo", donde le sitúan como un alimento con categoría superior por sus efectos saludables.

Su utilización masiva en occidente ha sido bajo el nombre de Reishi, y su éxito se debe a que, en contraste con los métodos convencionales, nos aseguran que no posee efectos secundarios y que se puede tomar como preventivo o curativo.

Sus propiedades medicinales datan de tiempos lejanos, pues hay escritos que hablan de sus virtudes en el siglo uno antes de Cristo, aunque su estudio profundo es mucho más reciente.

Durante las décadas de los setenta y ochenta se realizaron investigaciones en China y Japón sobre las propiedades antialérgicas del Reishi, demostrándose que inhibía de manera significativa varios tipos de reacciones alérgicas, incluyendo efectos positivos contra el asma y la dermatitis por contacto.

En 1990, investigadores del Centro de Ciencias de la Salud de la Universidad de Texas en San Antonio, encontraron que el Reishi mejora sensiblemente enfermedades como la tortícolis, hombros rígidos, conjuntivitis, bronquitis y reumatismo, lo que indudablemente se logra gracias a la complejidad de su composición química.

Es recomendado como terapia oncológica adjunta por la Organización Mundial de la Salud (O.M.S.).

En un ensayo clínico desarrollado en un hospital universitario de Tokio, mejoraron su hipertensión un 47,5% de las personas después de tomar extracto de Reishi.

Ha sido usado en la medicina tradicional China desde hace más de 4.000 años para el tratamiento de trastornos del hígado, presión arterial alta, artritis y otras dolencias.

Acción contra los radicales libres:

Estas moléculas inestables ocasionan una gran cantidad de enfermedades degenerativas, además de provocar el envejecimiento prematuro.

Los antioxidantes contenidos en este hongo ocasionan una disminución de este efecto similar al de la vitamina C.

Acción depurativa:

Aunque el término "depurativo" no está contemplado en la medicina tradicional, en las terapias naturales se define como aquellas plantas o nutrientes que ayudan a eliminar las sustancias perjudiciales, sea de la sangre, intestino, linfa, riñones o pulmones. Este efecto también está presente en el Reishi, lo que sumado a sus acciones anteriores le convierte en un alimento de especial interés.

Adaptógeno

Es igualmente notorio su efecto como adaptógeno, lo que le convierte en un suplemento nutritivo para ser empleado incluso sin una enfermedad orgánica manifiesta. Los adaptógenos, entre los cuales están la Jalea real, el Ginseng y el Eleuterococo, son sustancias naturales que actúan en el conjunto orgánico, aunque de forma más activa en la glándula suprarrenal, logrando una mejor adaptación a las circunstancias adversas, sea por estrés, enfermedades, climatología, exceso de trabajo o tensiones emocionales continuadas.

Afecciones circulatorias:

Aunque hay menos estudios que avalen su eficacia, los primeros ensayos son prometedores, encontrándose una normalización de la tensión arterial en casos de hipertensión, quizá por su efecto sobre la pared arterial.

Se evidencia una disminución de las hiperlipidemias (exceso de lípidos en sangre), mejorando la arteriosclerosis y la predisposición a padecer tromboembolias.

En un ensayo clínico desarrollado en un hospital universitario de Tokio, mejoraron su hipertensión un 47,5% de las personas después de tomar extracto de Reishi.

Alergias

Se ha demostrado que inhibe de manera significativa las reacciones sintomáticas de las alergias, incluyendo efectos positivos contra el asma y la dermatitis por contacto.

Se puede simultanear con los medicamentos habituales, permitiendo así disminuir las dosis. Esta propiedad es una de las más interesantes, habida cuenta del carácter crónico que suelen tener estas enfermedades, especialmente el asma de origen alérgico. Su eficacia, aunque menor, es similar a los antihistamínicos.

Una de sus mejores aplicaciones son las alergias alimentarias, especialmente frecuentes en niños, estimándose en un 3 a 7% la población infantil afectada y un 2% de la población adulta. ¿Se podría prever esta patología tomando el Reishi antes de cada comida? Los resultados obtenidos hasta el momento con esta terapia son muy buenos, alcanzando un 70 a 80% de éxito.

El problema de las personas afectadas o sus cuidadores, es que ni siquiera la lectura de la composición impresa en los envases nos puede asegurar que ese alimento precisamente no nos vaya a causar algún daño de tipo alérgico.

Además, y aunque los síntomas suelen aparecer de forma inmediata, en ocasiones se manifiestan de forma tardía, unas horas o días después de ingerir el alimento causante, lo que impide establecer un diagnóstico casual.

Su efecto más notorio es para mitigar las reacciones sintomáticas de las alergias, pudiendo emplearlo de modo conjunto con los medicamentos habituales, permitiendo así disminuir las dosis. Su eficacia, aunque menor, es similar a los antihistamínicos.

Estos efectos se deben a su compleja composición, entre la cual los compuestos más importantes son:

Triterpenoides: se comportan como antiinflamatorios naturales, calmando las vías respiratorias irritadas y suavizándolas.

Ácidos ganodéricos: reducen la liberación excesiva de histamina, el principal responsable de las manifestaciones alérgicas.

Antioxidantes: los antioxidantes presentes en el Reishi controlan la formación de los radicales libres, fortaleciendo así las defensas naturales y evitando que su cronicidad ocasione daños irreversibles.

Antiinflamatorio

Es igualmente importante su efecto antiinflamatorio, quizá debido a su acción sobre las prostaglandinas, unas sustancias que regulan los procesos que dan lugar a la inflamación.

En 1990, investigadores del Centro de Ciencias de la Salud de la Universidad de Texas en San Antonio encontraron que era eficaz en las inflamaciones osteoarticulares (reumatismos en general), mialgias, tortícolis y contracturas musculares.

El alivio del dolor parece rápido, quizá por su marcado efecto antiinflamatorio, aunque también podría actuar sobre los receptores del dolor, haciéndolos menos sensibles.

Bajas defensas orgánicas en general:

A nuestro juicio, esta es la mayor de sus propiedades. Su acción sobre las defensas orgánicas es bastante enérgica, permitiendo desencadenar un proceso autocurativo eficaz en diversas patologías.

Cáncer:

El Dr. Morishige (un renombrado cirujano japonés y miembro del Instituto de Ciencia y Medicina Linus Pauling), afirma que su eficacia en la prevención y tratamiento del cáncer se debe a su composición en polisacáridos, los cuales fortalecen el sistema inmunológico.

Se puede reforzar, según el mismo doctor, con altas dosis de vitamina C, la cual parece aumentar la efectividad de este hongo.

Reduce los efectos secundarios durante el tratamiento con radio y quimioterapia. En los casos graves prolonga los tiempos de supervivencia y aumenta la calidad de vida. Su efecto es más notorio en el cáncer de mama e hígado.

El REISHI es recomendado como terapia oncológica adjunta por la Organización Mundial de la Salud (O.M.S.).

Prolongar la vida

El Reishi ha sido alabado durante mucho tiempo por profesionales de la salud en China y Japón. Siempre fue considerado por la realeza oriental como la medicina de la inmortalidad.

Aunque el mundo occidental apenas ha comenzado a ver la superficie en cuanto a su verdadero potencial de curación, los investigadores han acumulado gran cantidad de datos que demuestran que el hongo reishi sin duda tiene propiedades que extienden la vida.

La investigación llevada a cabo en ratones de laboratorio mostró que reishi era responsable de prolongar la vida en alrededor de un 9 % a un 20 %, el equivalente de 7 a 16 años en humanos.

Los investigadores ahora saben que hay tres componentes principales esenciales para sus propiedades anti-envejecimiento.

Sus polisacáridos ayudan a evitar el cáncer mediante la estimulación del sistema inmune. Sus triterpenos protegen al hígado, reducen los niveles de colesterol y estabilizan la presión arterial.

Su péptido *Ganoderma lucidum* también desempeña un papel antioxidante muy importante. Estos componentes clave, proporcionan la mejor protección posible a nivel celular o de ADN.

En un estudio llevado a cabo con humanos, 1.100 mg de hongo reishi se le dio a participantes sanos.

Los científicos observaron que los niveles de antioxidantes en plasma aumentaron con bastante rapidez y estaban en su punto más alto después de aproximadamente 90 minutos, mientras que la capacidad antioxidante de la orina (la medida de lo que ha estado en el cuerpo para ser expulsado) aumentó en un 29 % después de sólo 3 horas.

Lo más importante, no se informó de efectos de toxicidad o efectos secundarios al final de este estudio.

Precauciones

Las personas que toman medicamentos que afectan a la coagulación sanguínea como aspirina, warfarina, heparina, clopidogrel, pentoxifilina o tricolpidina, deben tomarlo bajo supervisión médica.

Como es habitual, las mujeres embarazadas deben consultar a un médico experto antes de tomar Reishi.

Dosis

Se recomiendan de forma general 1,5-9 gramos de la seta cruda y seca por día, 1-1,5 gramos diarios en forma de polvo, 1 ml por día del extracto, o como té.

Las cápsulas suelen contener 300-500 mg.

De cualquier modo, consulte con un experto para tratamientos prolongados.

SCHYZOPHYLLUM COMMUNE

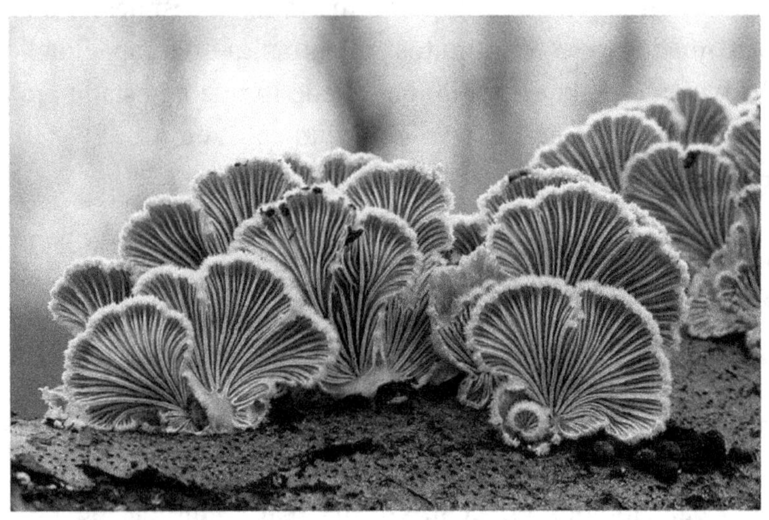

Botánica:

Con forma de concha, espatulado a semicircular; superficie cubierta por pelos finos y suaves de color blanco a gris-rosáceo. Cuerpos fructíferos adheridos lateralmente al sustrato. Crece sobre madera, ya sea en ramas o troncos en descomposición; capaz de sobrevivir en época seca en madera expuesta al sol.

Propiedades medicinales:

Posee propiedades antitumorales (sarcomas y carcinomas), utilizados en pacientes con cáncer gástrico y quimioterapia.

SETA BARBUDA

Coprinus comatus

Barbuda, matacandil, urbeltz, bolet de tinta, chipirón de monte.

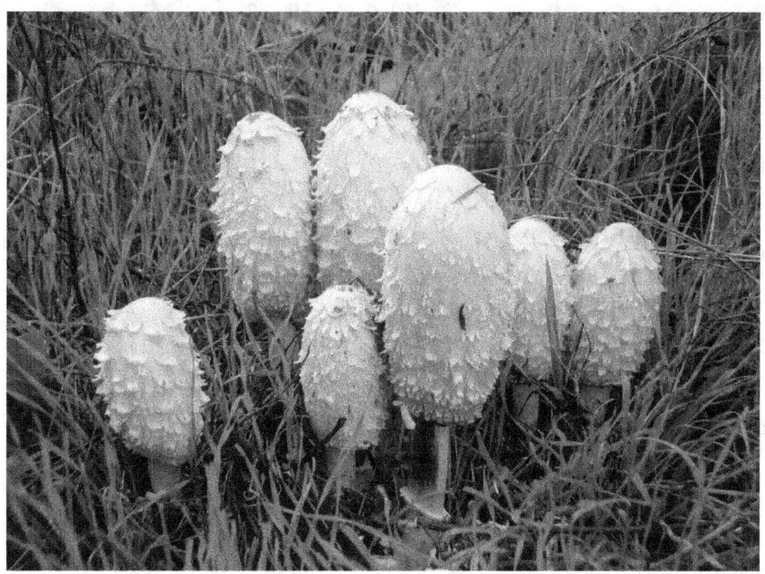

Botánica:

Fructifica sobre todo durante el otoño, en los bordes de los caminos, escombreras, lugares nitrogenados, y en aquellos lugares donde recientemente se ha removido la tierra.

Sombrero de forma netamente ovoide en estado joven, después campanulado, de color blanco.

Está recubierto de escamas lanosas del mismo color o algo más pardas, salvo en el ápice, donde presenta una especie de gorro de color ocre que muchas veces parece una hoja pegada.

Su tamaño oscila entre los 5 y 15 cm de altura por 3 o 4 de ancho, y el borde está festoneado.

Carne blanca, bastante delgada y frágil, algo más dura y fibrosa en el pie, que según madura la seta se va volviendo rosa y al final negra, exudando una especie de tinta de ese color.

Tiene un olor fúngico suave y un sabor agradable.

Composición:

Nutricionalmente, aparte de su contenido proteico, destaca por la relativa abundancia en vitaminas del grupo B y vitaminas C, D y E. Es también rica en minerales y en especial en vanadio, hierro, cobre y zinc.

Propiedades medicinales:

Hipoglucemiante.

La glucemia se reduce en un 41% y su efecto se mantiene a las 6 horas con una reducción del azúcar en sangre del 20%.

Síndrome metabólico. La seta también ha demostrado un efecto hipoglucemiante a nivel celular general, disminuyendo la resistencia a la insulina.

Ateroesclerosis y arterioesclerosis.

Mejora en la circulación sanguínea, con disminución de las placas de ateroma y mejora en la elasticidad de las paredes arteriales.

Antitumoral.

Contiene compuestos antitumorales efectivos contra el cáncer de mama (no estrogénico) y se manifiesta en tres acciones: 1. Inhibiendo el crecimiento de las células cancerosas – 2. Induciendo la apoptosis de las mismas – 3. Inhibiendo la formación de nuevas colonias tumorales (in vitro). La proteína y3 inhibe las células tumorales del cáncer de estómago.

Obesidad.

Se percibe una interrupción en el aumento de peso.

Antioxidante.

La seta contiene ergotioneina, un antioxidante de potente actividad, con 12 veces el poder antioxidante del germen de trigo.

SETA DE CARDO

Pleurotus Eryngii

Trompa y Trompeta Rey, Boletus de las estepas, cardoncello.

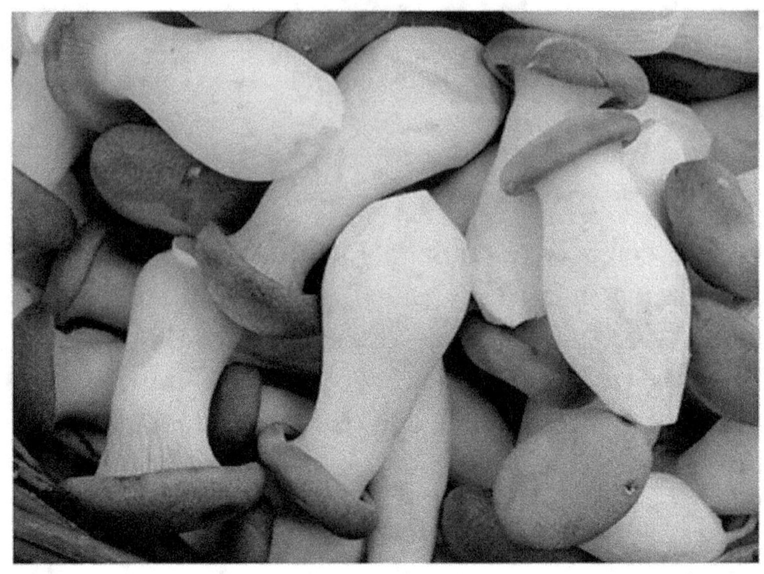

El Pleurotus Eryngii se originó a partir de las orillas del mar Mediterráneo, encontrándose en el Medio Oriente y las zonas en el norte de África.   Se encuentra también en Asia, Japón, Corea del Sur, Italia, Australia, Sudáfrica y los EE.UU.

Botánica

Pertenece al género de la seta ostra y pasa a ser el más grande de esa familia. Tiene una pequeña caperuza, pero su tallo es grueso y carnoso.

Suele brotar en primavera y posteriormente en el otoño. Se encuentra ligada a las raíces de los cardos y diversas umbelíferas, así como en eriales, zonas no sembradas.

Cocina

Una vez cosechado el hongo no va mal rápidamente y comestible tiene un agradable aroma. Es el único ingrediente que un cocinero puede ser que desee en la cocina, ya que no es sólo grande, sino muy delicioso. La carne es firme, espesa y consistente, de color blanco. Su olor es suave, poco apreciable, de sabor dulce y agradable.

Composición

Tiene generosas cantidades de hidratos de carbono, proteínas, vitaminas, minerales y fibra.

Ergotioneina

Lovastatina

oenzima A reductasa

Glicoesfingolipidos acidos (AGLS)

Pleurone, Erylysin A y B

Eryngase, Ubiquinona-9

Propiedades medicinales

Tiene antioxidantes especialmente por la presencia del aminoácido ergotioneina que ayuda a la salud de los ojos, los riñones y el hígado.

Este hongo también lleva lovastatina (estatina), que son compuestos que combaten enfermedades circulatorias, ayudando a eliminar el colesterol excesivo.

Una investigación realizada en 2009 indicó que tiene el efecto de controlar la insulina.

Es también un excelente refuerzo de energía para los deportistas.

Anemia

También se acredita con la mejora de los niveles de glóbulos rojos y hemoglobina.

Tiene propiedades antibacterianas, cólera y tétanos.

Otros usos

Puede ser consumido por animales de granja, especialmente aquellos que dan leche.

Puede neutralizar tóxicos del medioambiente.

SETA COLIFLOR

Sparassis crispa

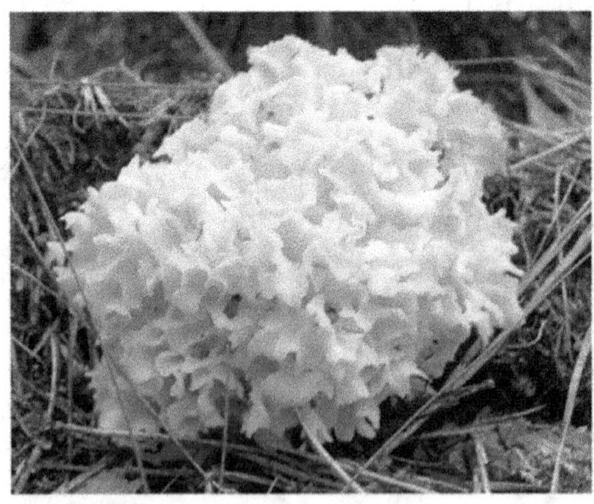

Alternativamente, se dice que parece un cerebro y de ahí su apodo, el Hongo cerebro. También se conoce por otros nombres, como la gallina de los bosques, la colmena de la seta, hongo blanco o Hanabiratake en japonés.

Botánica

Este hongo es a la vez parasitario y saprofito.

Su nombre se deriva de la coliflor, la verdura, porque se asemeja a la cabeza. Tiene la forma general como una esfera irregular en un tallo corto y el color de sus esporas oscila diversamente de blanco a amarillo pálido.

Prospera en y alrededor de la base de los árboles de coníferas, y también le gustan las maderas duras como el pino, creciendo generalmente en zonas templadas.

Cocina

Este delicioso hongo está listo para la cosecha cuando aún es blanco pero si se vuelve amarillo, es indigesto. Sin embargo, puede ser secado y preservado, conservando todos sus nutrientes. Puede llegar a pesar más de 6 kg.

Se recomienda, pues, comer solo ejemplares jóvenes en perfecto estado ya que se vuelve un tanto indigesta de vieja. De joven es una especie inconfundible, sin embargo cuando está en decadencia puede confundirse con la Sparassis laminosa,

Propiedades medicinales

Una investigación especial realizada en ratones indica que el hongo Sparassis crispa tiene sustancias que ayudan al cuerpo a aumentar su nivel de hemoglobina. Esto fortalece su sistema inmunológico, y evita la destrucción continua de las células rojas de la sangre, teniendo un alto efecto hematopoyético.

Cáncer

También tiene propiedades anti-tumorales. En particular, es capaz de luchar contra el sarcoma 180 en los ratones. Los investigadores hicieron hincapié específicamente en el impacto sobre las citoquinas, o proteínas que regulan la función de las células para comunicarse entre sí.

Fungicida

Alguna otra investigación mostró que tiene propiedades antifúngicas. Estas enfermedades causadas por hongos pueden ser tan graves como cualquier otra enfermedad bacteriana o viral, si no se busca un tratamiento adecuado.

 Las micosis cutáneas o dermatomicosis son infecciones que afectan a la piel y las uñas e ir un poco más profundo. Ejemplos de tales infecciones por hongos son la tiña, el pie de atleta, la infección de las uñas también conocida como onicomicosis. Suele estar causada por dermatofitos, levaduras o mohos no dermatofitos.

En ocasiones, la infección puede tocar un órgano interno y si se disemina en el cuerpo, se puede convertir fácilmente en fatal.

Los pacientes de la leucemia también son vulnerables a la infección por hongos.

SETA DEL ABEDUL (Chaga)

Kabanoanatake

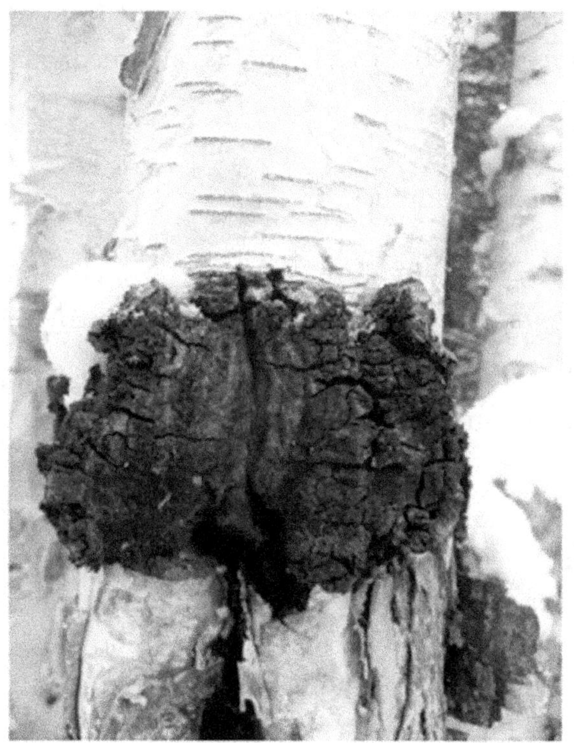

Botánica

Chaga es un hongo que prefiere vivir en el árbol de abedul como un parásito. Pertenece a la familia de Hymenochaetaceae. Puesto que crece normalmente en el abedul, normalmente lo hace en lugares fríos.

Se encuentra en abundancia en Rusia y Corea, así como en el norte y este de Europa. También se puede encontrar en la parte norte de América y en las montañas de Carolina del Norte.

El hongo Chaga tiene un aspecto negro, ya que tiene altos niveles de melanina, el pigmento de color oscuro. Se valora sobre todo debido a sus propiedades medicinales.

Composición

Betulina y ácido betulínico

Propiedades medicinales

Un estudio realizado por Noda en 1998 mostró que el hongo Chaga puede intervenir contra el desarrollo de tumores. Este estudio se llevó a cabo en Polonia.

Cáncer

La corteza del abedul tiene betulina, un compuesto que se utiliza en los tratamientos del cáncer. En esa forma, no se puede consumir de forma segura por los seres humanos. Así que el Chaga lo absorbe, sintetiza, y lo pone en una forma que es segura para el consumo humano. Hoy en día, la Betulina y el ácido betulínico no sólo están siendo estudiados para ayudar en la lucha contra el cáncer, sino también como agentes en la lucha contra el VIH.

En 1958, la investigación científica se había realizado que asocia el hongo Chaga con la lucha contra el cáncer gástrico, cáncer de mama, cáncer de útero y cáncer de hígado. Estos estudios se realizaron en Rusia y Finlandia.

Psoriasis

El hongo Chaga se ha utilizado para tratar la psoriasis. La psoriasis es una enfermedad de la piel en el que el paciente tiene parches que se ven desde blanco al color rojizo y áspero. Toda persona implicada en un estudio llevado a cabo en Rusia en 1973 quedó sanada completamente de la psoriasis. El grupo de estudio consistió en 50 pacientes.

Gastritis

Se asocia con el tratamiento de la gastritis. Se trata de una situación en la que el revestimiento del estómago está inflamado por el uso de medicamentos. El alcohol también hace bastante daño a la mucosa del estómago como para causar gastritis. Las causas de la gastritis también puede ser el resultado de una infección, cirugía y otras situaciones traumáticas. Normalmente, cuando la gastritis es crónica, hay probabilidad de infección por la bacteria, Helicobacter Pylori.

Tuberculosis

Latuberculosis, comúnmente conocida como TB, es una buena indicación para el tratamiento con la Seta de Abedul.

SETA DE OSTRA

Hiratake, Ping Gu,平菇

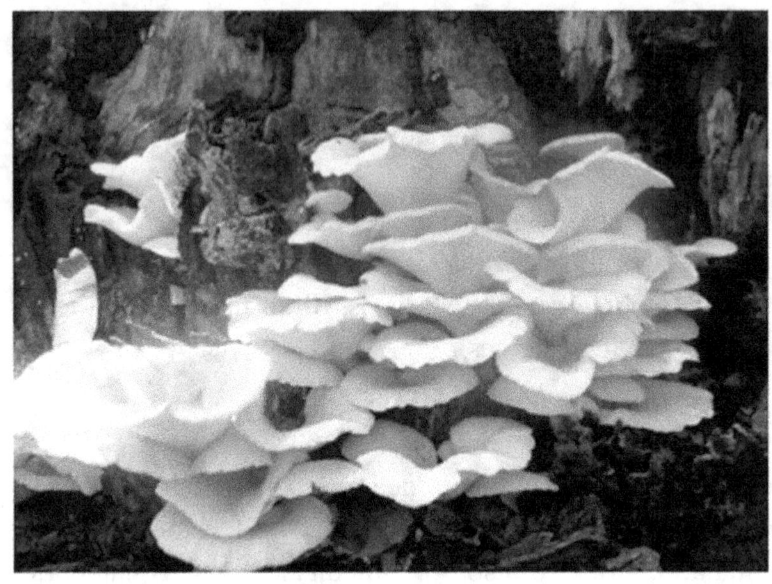

Este hongo también conocido como *ostreatus del Pleurotus*, es pariente cercano de la seta *ostra rey*. Otros nombres que se han utilizado para referirse a este hongo son Árbol Oyster, paja de setas y Tamogitake. Los japoneses, por otro lado, lo llaman Hiratake, que significa el "hongo plano".

Botánica

Crece silvestre en los bosques que se encuentran en climas subtropicales y templados.

Es saprotroico y responsable de la descomposición de los árboles de hoja caduca, en especial el árbol de haya. Sorprendentemente, este hongo también es carnívoro y su víctima es el nematodo, un animal que es en sí mismo parasitario. Esto parece una forma saludable de controlar una plaga sin necesidad de utilizar un pesticida químico.

El hongo obtiene su nitrógeno de los nematodos que devora.

Por lo general, ahora crece usando métodos modernos donde ponen heno en bolsas de polietileno y arrojan esporas dentro de las capas de heno. Se dice que es el más fácil de crecer

Cocina

Este hongo se encuentra en menús chinos, coreanos y japoneses. Se cocina en sopas, salsa de soja y otros platos. Su sabor es suave y huele a anís.

Hay que recogerlo joven para la cocina, porque se hace más difícil a medida que crece, y su sabor y olor se deterioran. En la India, y en particular en Kerala, la seta de ostra se cultiva extensamente y la gente de allí haceuna amplia variedad de platos de la misma.

Otros usos de la seta de ostra

La seta de ostra puede ser un buen material de aislamiento y envasado. También puede degradar los pañales desechables y puede ser capaz de hacer lo mismo con los vertidos de petróleo y absorberlo.

Composición

Arabitol.

Benzaldehído

Eestatinas y lovastatinas.

Pleurotus ostreatus

Pleuromutillin.

Propiedades medicinales

Colesterol

La seta de ostra tiene estatinas y lovastatinas que ayudan a reducir el colesterol en el cuerpo. Colesterol es un término que está formado del griego *Chole*que significa bilis, *ester* que significa sólido y *ol* un sufijo derivado de la palabra alcohol.

Infecciones

De la seta de ostra se extrae pleuromutillin, un antibiótico capaz de matar varias bacterias como la salmonella. En una investigación más reciente se encontró que el Pleurotus ostreatus, extraído de la seta, son capaces de debilitar las bacterias Staphylococcus aureus y Escherichia coli en un lapso de 24-72 horas.

SHIITAKE

Lentinula edodes

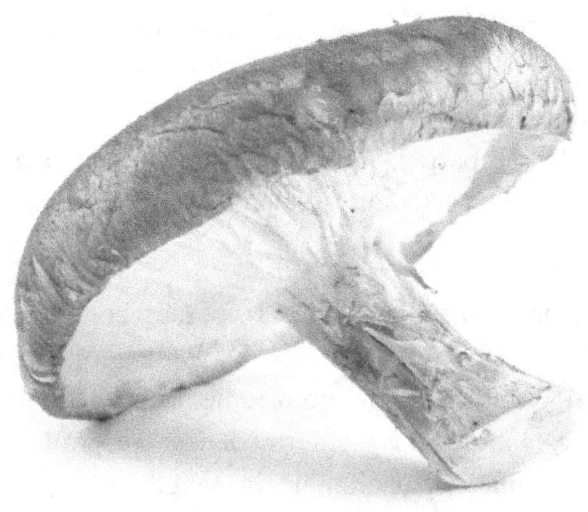

En japonés se le conoce como hongo del árbol shii (椎茸)
y en idioma chino se llama 香菇, que significa "seta
fragante" o "seta deliciosa". Dos nombres variables chinos
para variedades muy apreciadas del shiitake son *dōnggū*
("seta del invierno") y *huāgū* (花菇, la "seta de la flor,"
haciendo referencia a una flor que se agrieta en la
superficie superior de la seta; ambas variedades se
cultivan en temperaturas más frías. También se la conoce
como la "seta del bosque negro". En coreano, se la llama
pyogo (hangul: 표고; hanja: 瓢菰) y en tailandés se la
nombra como hed el (เห็ดหอม), que significa "seta
fragante".

El hongo romántico. También, hongo que crece junto al
árbol Pasania.

Seta originaria de China, donde se ha cultivado desde hace más de 1000 años, el primer documento escrito que alude al cultivo del shiitake se remonta a Wu Sang Kwuang K, quien vivió en los tiempos de la dinastía Song (960-1227). Sin embargo, algunos documentos registran el consumo de esta seta antes de que se produjera su cultivo.

Durante la dinastía Ming (1368-1644), el médico Wu Juei escribió que la seta podría ser utilizada no solamente como alimento, sino también como remedio para algunos padecimientos, como las enfermedades respiratorias superiores, la mala circulación de la sangre, el mal de hígado, el agotamiento y la debilidad; también dijo que podría subir el *qi,* es decir, la energía de la vida.

Igualmente se pensó por la misma época, y así queda registrado, que el shiitake podía retrasar el envejecimiento o prevenir el envejecimiento prematuro.

Tradicionalmente, esta seta se cultivaba en forma doméstica en los troncos de un árbol, el Shii o Chinquapin, como lo llaman en Japón, siendo su hábitat Japón, Corea y China. Se le encuentra silvestre en Chile. Para poderlos estudiar mejor, se encuentran cultivados en varios países, incluyendo a México. Se logran en troncos colocados en el exterior, en las regiones de montañas templadas de Asia. Últimamente cultiva en áreas cerradas. En los no asiáticos se han empleado diferentes medios, incluso el vagazo del maguey tequilero, en Jalisco

Botánica:

Familia de las *Marasmiaceae*, originaria de Asia del este.

Se desarrolla en el tronco de un árbol.

La historia taxonómica del shiitake se remonta al año 1878, cuando botánico inglés Miles Joseph Berkeley propuso el nombre de *Agaricus edodes* para su clasificación. De allí en adelante, la especie fue asignada a diversos géneros entre ellos Collybia, Armillaria, Lepiota, Plerotus y Lentinus. Recientemente Pegler denominó al shiitake *Lentinula edodes* por las diferencias microscópicas que existían con respecto a su última clasificación.

Sistemas de producción

Los Lentinus son setas que crecen de forma gregaria, descomponiendo la madera en bosques tropicales. Algunas especies de este género son comestibles y en países como China, Japón y Corea presentan una gran tradición de consumo además de atribuirle propiedades medicinales y tónicas, Lentinus edodes es el hongo comestible más cultivado en estas naciones.

En Chile, el 17% del total de especies colectadas están reportadas como medicinales y/o comestibles; de las cuales, un porcentaje muy alto (95%) crece en madera; situación que permitirá realizar ensayos de aislamiento de cepas con posibilidad de cultivo en diferentes desechos lignocelulósicos producidos en el departamento del Chocó.

En Colombia, actualmente el Agaricus bisporus y el Pleurotus sajor caju son los hongos de mayor importancia comercial; sin embargo, especies de los géneros Lentinus, Ganoderma y Auricularia están ganando importancia. Las especies de Pleurotus son las que presentan mayor versatilidad dada a la gran variedad existente dentro del género con carácter comestible y medicinal y por su hábito xilófago, lo que permite el aprovechamiento en diferentes pisos térmicos y su adaptación.

Los sistemas de producción del shiitake son básicamente dos: 1) el cultivo sobre madera, de uso tradicional y 2) el cultivo sobre bloque sintético, de mayor uso en la actualidad.

El cultivo tradicional sobre maderacomprende principalmente a la inoculación de esporas en trozos de madera del mencionado Chinquapin o roble japonés. Actualmente se ha ampliado la gama de sustratos incluyendo la madera de otras especies, como el roble o eucaliptus, que se obtiene al cortar árboles en pie, en troncos de una longitud que puede variar entre 1.0 y 1.2 m. y un diámetro que va desde los 10 a los 15 cm. Estos troncos son los que finalmente son inoculados con el hongo, mediante agujeros en su corteza donde se deposita el micelio del hongo.

Cultivo sobre bloque sintético

El cultivo de este hongo basado en el bloque sintético, desarrollado en 1986 en la provincia de Fujian (China), consiste en la elaboración de un sustrato artificial como superficie productiva del shiitake, formulado y complementado principalmente con serrín de madera dura no aromática, salvados de cereales, carbonato de calcio y yeso como suplementos nutricionales y utilizando algún tratamiento térmico para su desinfección. Esta innovación, que permite una mayor velocidad de crecimiento del inóculo con respecto al cultivo sobre madera y una disminución en la duración total del ciclo productivo (entre tres y cuatro meses), fue un factor que incrementó la producción del hongo en China y en el resto del mundo, permitiendo el cultivo masivo. Desde el desarrollo de esta técnica, el cultivo de shiitake ha crecido más de 20 veces en 15 años desde 1987, cuando China terminó por desplazar a Japón como productor principal, dominando el mercado mundial desde entonces.

Ahora es comercializado como producto fresco, seco o semi manufacturado. Actualmente es Japón donde tiene el mayor consumo per cápita del mundo, 2.17 kg por persona al año, mientras que China, Japón, Taiwán y Corea son tanto principales países productores como consumidores (sumados, llegan al 98,5% del total mundial). En Latinoamérica, México lleva la delantera en producción, consumo y exportación. Estados Unidos actualmente es uno de los mayores consumidores de shiitake seco proveniente de Japón, cuya importación supera los seis millones de dólares anuales.

En un entorno natural, las esporas de hongos son liberadas en las temporadas de primavera y otoño y a partir de entonces se preparan para brotar cuando la humedad y las temperaturas son apropiadas.

A veces, el hongo brotará en cinco o seis ejemplares durante la noche.

En los EE.UU. hace muchos años el Shiitake solía estar entre las plantas restringidas o prohibidas en el país. Anteriormente fue confundida con una cepa del hongo*Lentinula* que era destructivo para los ferrocarriles. Sin embargo, en la década de 1970, el congreso dio luz verde y abrió las puertas al Shiitake. Esto significó que muchos países siguieron su ejemplo y hoy se cultiva en gran escala mediante el uso de prácticas agrícolas modernas.

Fuera de su círculo original, las setas de shiitake han llegado a ser populares en muchos otros países. Rusia las produce y también las consume en grandes cantidades, sobre todo en conserva de vinagre. También en la cocina occidental el shiitake se está haciendo lentamente un lugar. Hay una industria global de producción de shiitake, con granjas locales en la mayoría de los países occidentales, la que se complementa con la importación a gran escala que aún procede de China y Japón.

Cocina

El sabor del Shiitake es de 4 a 10 veces más intenso que el de hongos los hongos ordinarios. También es más carnoso y rico en nutrientes.

Tiene muchas aplicaciones tanto en la cocina china como en la japonesa, sin olvidar otras tradiciones culinarias del este y sureste asiático, aunque menos divulgadas.

Este hongo se sirve como parte de la sopa de miso, y también de un plato de pescado muy difundido llamado dashi, amén de formar parte de un buen número de recetas que incluyen la cocción al vapor.

En Tailandia el shiitake se consume tanto frito como cocido al vapor. A menudo se seca y se vende como alimento envasado en paquetes; y una vez desecado debe ser rehidratado empapándolo en agua antes de proceder a su consumo. Mucha gente prefiere el shiitake fresco al seco, considerando que el proceso de secado al sol hace que se pierda parte del exquisito sabor, perdiendo tanto proteínas como aminoácidos.

Los vástagos del shiitake se utilizan raramente en Japón u otras cocinas orientales, sobre todo porque los vástagos son más duros y se tarda mucho más en cocinarlos que si se trata de los casquillos carnosos suaves.

Composición

Eritadenina

C - 1 - 2 (polisacárido)

Lectina

Lentinano (polisacárido)

Emitanina (polisacárido)

EP 3 (lignina)

KS - 2, KS - 2 - B

Poliribonucleótidos

Ac2P (polisacárido)

PBP (proteína)

Thioprolina (TCA) (aminoácido)

Contiene proteínas (18%).

Potasio, niacina, calcio, magnesio, fósforo, zinc.

Vitaminas B (B1, B2), ergosterol (provitamina D). También es una fuente de selenio, un antioxidante que se dice previene el cáncer.

Actualmente, el shiitake constituye una de las principales fuentes de proteína en la dieta de la población de varios países orientales, entre los que destacan los mencionados Japón, China y varios países del llamado "círculo del Asía-Pacífico".

El shiitake es también una de las fuentes naturales conocidas por los veganos por ser fuente de vitamina D2.

El departamento de Ciencias Vegetales de la Universidad de Missouri-Columbia y bajo la tutela de Michelle Hall, especialista del Centro de Agroforestería, en 2008 actualizó un elaborado artículo sobre el hongo Shiitake, describiéndolo desde el bosque hasta la mesa. Incluso dio recetas que van bien con el hongo en un entorno muy simplificado.

También indicaron que el hongo es bajo en sodio, en glucosa y es una rica fuente de fibra. Por lo tanto, el Shiitake es ideal para los diabéticos y otros enfermos.

Propiedades medicinales

Se ha descrito la influencia sobre el colesterol en el suero humano y se le atribuye la reducción de los niveles séricos de colesterol en un 12% a través de *eritadenina*.

En Japón, Shiitake se ha utilizado como un tratamiento natural del cáncer debido a su hidrato de carbono complejo, *lentinan,* además delselenio.

Las propiedades curativas del Shiitake también se reflejan en sus puntos fuertes anti-virales. Se dice que una vez metabolizados, el compuesto a base de *glucano* es capaz de luchar contra el virus de la gripe, las infecciones bacterianas, y otros elementos infecciosos como las células cancerosas. La compañía farmacéutica japonesa, Ajinomoto, ya está utilizando el lentinan del Shiitake para tratar el cáncer de estómago. Otros países también están utilizando medicamentos como inyectable para combatir el cáncer.

La Ciudad de la Esperanza -Centro Médico Nacional- está llevando a cabo más investigaciones para determinar si el *lentinan* es capaz de prevenir el cáncer de pulmón.

La investigación muestra que tiene fuertes propiedades anti-tumorales y que ya se está utilizando para combatir el cáncer gástrico.

En algunas otras áreas, está siendo juzgado como una cura para la cándida, la tuberculosis y el virus del VIH. En general, los polisacáridos en el hongo Shiitake se acreditan como impulsores del sistema inmunológico de una persona y por lo tanto para mantener las enfermedades infecciosas a raya. Según el investigador de setas Jeff Chilton:

"Estos compuestos han sido el foco principal de la investigación debido a su capacidad para inhibir tumores en animales de laboratorio. Los polisacáridos de los hongos actúan mediante la mejora de las defensas del huésped, en lugar de matar directamente las células tumorales. Por esta razón se les llama potenciadores de defensa del huésped (HDP)."

El primero de los estudios data de 1969, cuando se identificó un polisacárido, el lentinan β-D-glucan como el compuesto activo responsable de los efectos anticancerígenos.

Además, los extractos de las setas del shiitake también se han investigado respecto de muchas otras ventajas inmunitarias, que van de sus posibles propiedades antivirales hasta los posibles tratamientos para las alergias severas, así como de la artritis.

La lentionina, que es el compuesto que produce el sabor dominante del shiitake, también inhibe la producción de plaquetas, así que es un tratamiento prometedor en la lucha contra la trombosis.

Donko (Tong gu)

El Shiitake también ofrece una variedad única conocida como *Donko* cuyo interior permanece húmedo y suave, incluso cuando su superficie está seca. Esta variedad tiene poros blancos y estampados en sus tapas de color marrón oscuro, siendo una seta carnosa y compacta con un sombrero apenas abierto.

Donko es un potente afrodisíaco. Por esa razón, se vende muy caro en todo el mundo.

YESQUERO DEL ABEDUL

Piptoporus betulinus

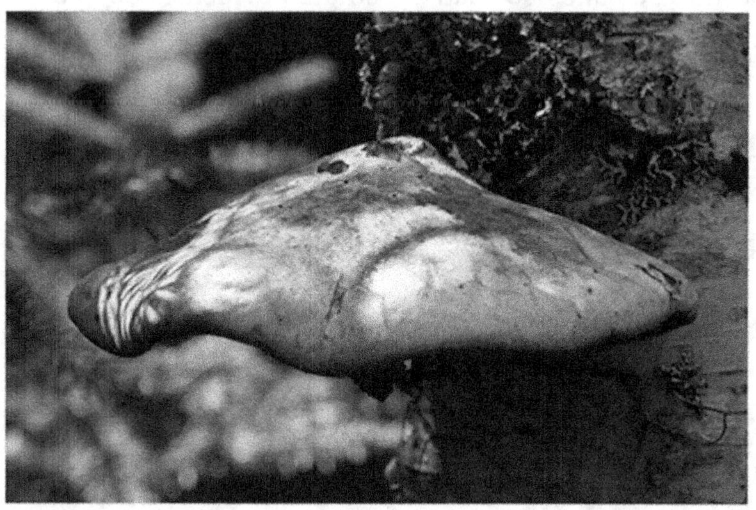

También se le conoce por Soporte del abedul, Razor Strop, Soporte de hongos, Kanbatake o abedul Polypore.

Además de Europa del Norte, el hongo también se encuentra en Asia y América, en Canadá, en los Estados Unidos.

Botánica

Es un tipo de hongos saprofitos, que pertenece a la familia Fomitopsidaceae.   Dentro de su familia, el Piptoporus betulinus es el más común.

El hongo es obviamente un polypore y su referencia como 'Abedul' emana del hecho de que por lo general engancha en este tipo de árbol. Su esperanza de vida suele ser de más allá de doce meses.

Se sabe que es un antiguo hongo debido a una momia que fue descubierta en los Alpes en 1991 y se cree que tiene más de 5000 años de edad, mostrando evidencia de que el 'Iceman' había sido enterrado junto a este hongo.

En el pasado, también se utilizaba como yesca, pues con él las brasas pueden mantener una llama un buen rato.

Crece bien en climas fríos al igual que su anfitrión, el árbol de abedul.

El abedul es muy común en los países del Ártico y del norte de Europa y siempre que haya frío extremo y un árbol de abedul, podemos encontrar el hongo Piptoporus betulinus.

Las tapas del Piptoporus betulinus varían de color entre blanco y marrón.   La superficie de su área de poro también varía de color entre blanco y marrón grisáceo.

Al crecer, este hongo comienza como una pequeña hinchazón en su huésped.

Cocina

El hongo no es perjudicial para comer, pero su sabor amargo no atrae a muchas personas, lo que le ha mantenido a salvo.

Composición

Los productos químicos identificados incluyen cetonas y terpenos.

También hay alcoholes alifáticos.

Hay aldehídos y algunos compuestos de olor agradable.

Un análisis más detallado identificó ácidos polyporenicos A y C. Todos ellos hacen que sea un buen agente anti-inflamatorio.

Propiedades

En los tiempos antiguos, la gente lo utilizaba para eliminar los gusanos parásitos del estómago y el sistema digestivo.

También fue añadido principalmente al té para actuar como laxante, para calmar los nervios o eliminar la fatiga.

Sistema inmune

Uno de sus más importantes beneficios para la salud es la estimulación del sistema inmunológico.

También cuenta con propiedades antisépticas y previene infecciones cuando se utiliza como vendaje. Los usuarios han dicho que no sólo el hongo sana la herida, sino que también evita las cicatrices,aun cuando la herida sea profunda.

Inflamaciones

Es antiinflamatorio y es capaz de reducir o totalmente adormecer el dolor sin afectar al Sistema Nervioso Central. Se puede tomar junto con los medicamentos para neutralizar la inflamación.

Infecciones

Otros informes mencionan el Piptamine como un antibiótico presente en el hongo. En los últimos estudios, los extractos han eliminado con éxito la bacteria Escherichia coli. También mató a otras bacterias dañinas, principalmente Bacillus subtilis y Biomphalariaglabrata.

Las investigaciones realizadas anteriormente habían confirmado la presencia de ácido nucleico en el hongo que era capaz de atacar e incapacitar el virus de la encefalitis.

Cáncer

Es aclamado por ser capaz de atajar tumores. Las investigaciones realizadas demostraron que los polisacáridos en el hongo frenaban el avance de cánceres sólidos en un 90%. También fueron capaces de limitar el avance del sarcoma 180 en el mismo porcentaje.

CAPÍTULO 6

Alimentos similares

HONGOS TIBETANOS (Tíbicos)

KÉFIR DE AGUA Y DE LECHE

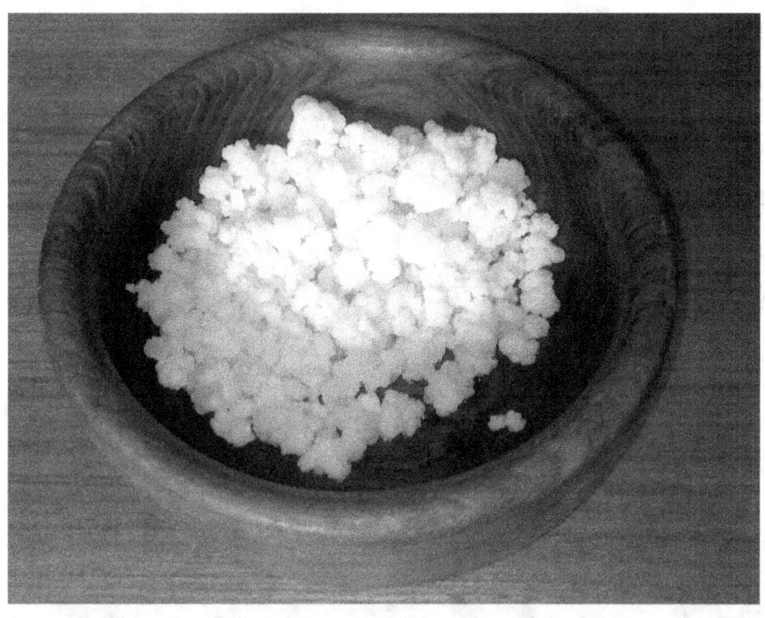

Otros nombres que reciben son ibis, tibiches, kéfir de agua, búlgaros de agua, granillos, granizo, hongos chinos, granos de agua de kéfir, "Marinos (Centroamérica)", granos de azúcar de kéfir, cristales japoneses de agua, pajaritos. En otros idiomas kephir, kewra, talai, mudu kekiya, matsoun, matsoni, wáter kefir, y milk kefir.

Se cree que fue en el Cáucaso donde surgió el kéfir de leche, y tradicionalmente lo han consumido (Armenia, Azerbaiyán, Georgia, Kazajistán, Kirguizistán, Tayikistán, Turkmenistán y Uzbekistán). También se cree que el búlgaro de agua es una adaptación de muchos años del tradicional kéfir de leche procedente del Cáucaso, pero cultivado en agua con azúcares o jugos de frutas. Hay quien cree, no obstante, que el origen de los gránulos del kéfir de agua es México, donde se le conoce como Tibi, mientras que en Oaxaca popularmente se les conoce como algas marinas o como granillo y son generalmente utilizados a nivel doméstico. Posteriormente se nombró Tíbicos a los gránulos de este cultivo. Otras fuentes lo denominan hongos chinos y otras apuntan a Japón como su procedencia. También se hace referencia al Tíbet, de donde vendría la palabra tíbicos.

Composición

Los granos de kéfir son una comunidad gelatinosa de bacterias y levaduras en una matriz de proteínas, lípidos y azúcares. El hongo parece blanco como el queso suave o la coliflor y cuando es pequeño es tiene 5-6mm de diámetro y antes de dividirse alcanza 40-50 mm de diámetro.

La microflora dominante son Saccharomyces, Torula, Lactobacillus caucasicus, especies Leuconnostoc, estreptococos lácticos y levaduras que fermentan la lactosa. Estos microbios actúan en simbiosis para mantener un cultivo estable y con su acción sintetizan diversos líquidos azucarados, alimentándose del azúcar para producir ácido láctico, etanol y dióxido de carbono que hace que el agua quede carbonatada. Estos organismos se pueden encontrar en la superficie de casi todas las plantas, en la boca, los intestinos y los canales de nacimiento.

La capa externa es compacta y en ella se encuentran embebidas bacterias y levaduras, mientras que la interna presenta una estructura esponjosa debido a la acumulación de CO2 producido durante la fermentación.

Los hongos deshidratados se pueden conseguir en tiendas especializadas de alimentos naturales, aunque también se pueden obtener de una persona que cultive estos hongos. Al realizar kéfir, regularmente los hongos comenzarán a multiplicarse naturalmente.

Propiedades

Los organismos vivos generan un tipo de fermentación hidroalcohólica en agua y en leche. Los gránulos son translúcidos, sueltos y de un tono acaramelado. Si se dejan caer en una superficie dura, rebotarán como si fueran de goma. Su estructura comparada con el kéfir de leche es más densa y homogénea con una superficie lisa e irregular en forma de granos e incluso con forma cuadrada. Por su parte el de agua produce un polisacárido dextrinado no soluble en agua, y una trasformación de los hidratos de carbono (los azúcares) en glucosa altamente asimilable por el organismo. La producción del polisacárido se aprecia al filtrar con un colador y reposar el agua fermentada y es recíproco al crecimiento de los gránulos.

La diferencia principal entre el proceso de fermentación del kéfir y el yogur estriba en que el primero fermenta la leche mediante una reacción lacto-alcohólica, mientras que la del yogur es solo láctica. La fermentación del kéfir, permite descomponer la leche en nutrientes más simples haciéndola digestiva y tolerable por personas que no toleran la lactosa. También aporta microorganismos que regeneran la flora intestinal, aunque pueden competir contra las bacterias patógenas del intestino.

Sus efectos medicinales son:

Ayuda a fortalecer el sistema inmunológico y reconstituir la flora intestinal alterada por antibióticos.

Reduce la ansiedad de ingesta de sustancias psicoactivas (alcohol, cigarrillo, tabaco, drogas, café).

Alivia la artritis y los dolores musculares.

Fortalece el cuero cabelludo.

Alivia la migraña y los dolores de cabeza.

Previene el cáncer.

Evita el estreñimiento, aunque remedia la diarrea.

Mejora las funciones hepáticas y de vesícula biliar.

En la intolerancia a la lactosa, la leche fermentada kéfir elimina o reduce los síntomas.

Alivia los hombros endurecidos y relaja la nuca, además de los dolores musculares.

Mejora el herpes.

Reduce los niveles de colesterol.

Mejora las cataratas incipientes.

Fortalece y cura la propensión a la bronquitis, alivia la tos y decrece la mucosidad.

Hace la vida longeva y vital, y menos bruscos los cambios en la menopausia.

OTROS PRODUCTOS A BASE DE LEVADURAS Y FERMENTOS

TOFU

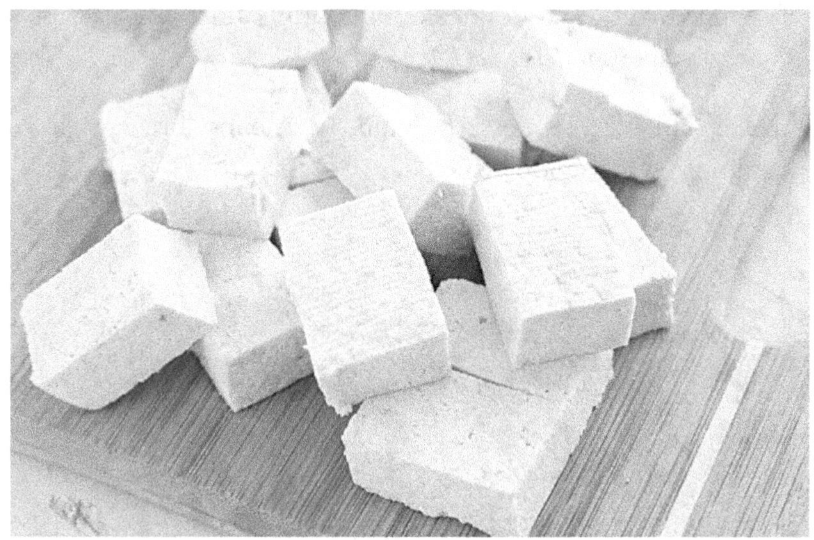

Cuajada elaborada a partir de leche de soja mediante la coagulación de la leche de soja" y su prensado posterior para separar la parte líquida de la sólida, de modo similar a como se prepara el queso a partir de la leche. Tiene un sabor insípido y un poco ácido.

Como coagulantes se emplean el sulfato de calcio o una mezcla de cloruro de magnesio y calcio. También el glucono delta-lactona y el sulfato magnésico o nigari.

Tradicionalmente y una vez obtenida la leche de soja, se cocía a fuego lento y cuando la cocción llegaba a su punto, se producía la coagulación utilizando sal, limón y vinagre.

Composición

Lípidos 4,8 g

Ácidos grasos: saturados 0.7 g, poliinsaturados 2,7 g, monoinsaturados 1,1 g.

Colesterol 0 mg

Sodio 7 mg

Potasio 121 mg

Proteínas 8 g

Vitaminas: A 85 UI, Vitamina C 0,1 mg,

Minerales: Calcio 350 mg, hierro 5,4 mg.

Propiedades medicinales

Por la presencia de fitoestrógenos alivia los síntomas de la menopausia y ejerce cierto efecto protector para el cáncer de próstata por la inhibición de la enzima 5-alfa reductasa).

Es apto para las personas con hipersensibilidad al gluten, y para los intolerantes a la lactosa.

MISO

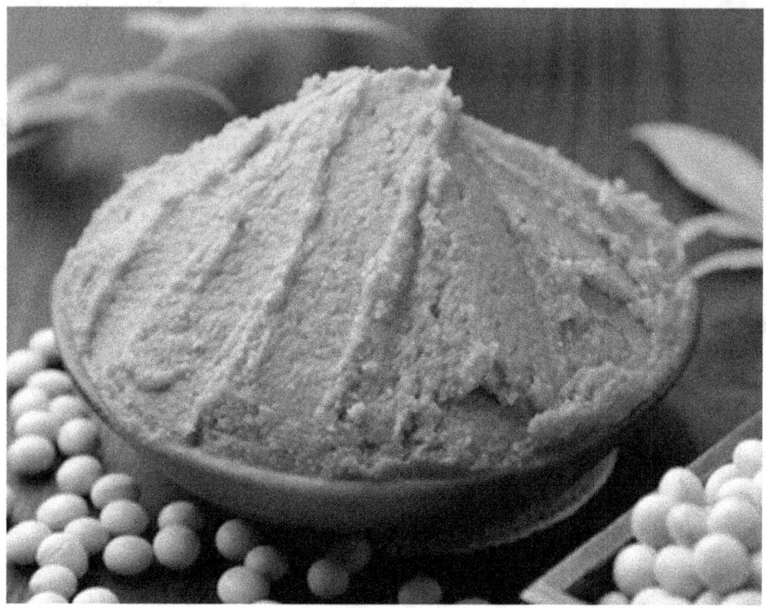

Traducido como "fuente de sabor", está elaborado con semillas de soja o cereales y sal marina integral.

Se conocen distintas variedades, a saber:

Shiromiso, miso blanco, con un año de fermentación y sabor suave.

Akamiso, miso rojo, con fermentación de dos años y sabor algo más fuerte.

Kuromiso, miso negro: de tres años de fermentación y sabor intenso.

Hatchomiso, muy concentrado y sin grano añadido.

Para su elaboración, la soja es inoculada con un cultivo o fermento, denominado Koji, durante setenta y dos horas, el cual contiene un hongo denominado Aspergillus oryzae.

Culinariamente se recomienda no hervirlo, diluyéndolo en el caldo caliente, ayudándonos de un colador que introduciremos en la olla y removiéndolo hasta que quede totalmente disuelto.

Composición

Proteínas (gran cantidad de aminoácidos esenciales)

Vitaminas A, B, E y B12

Calcio, hierro y magnesio.

Propiedades medicinales

Gracias a sus enzimas y fermentos, equilibra la flora intestinal, facilita la digestión, previene enfermedades cardiovasculares por su contenido en ácido linoleico y lecitina de soja.

Por la presencia de isoflavonas mejora los síntomas de la menopausia.

Previene la osteoporosis.

Tiene poder antioxidante.

Precaución

Por su alto contenido en sal, deben tener precaución los hipertensos y con enfermedades renales.

SALSA DE SOJA

La salsa de soja o **tamari**, se produce al fermentar semillas de soja con los hongos Aspergillus oryzae o Aspergillus sojae. También se produce otra menos artesanal mediante hidrólisis química y harina de soja desgrasada, colorante de caramelo, jarabe de maíz, extracto de malta y glutamato monosódico y que no necesita fermentación.

SEITÁN

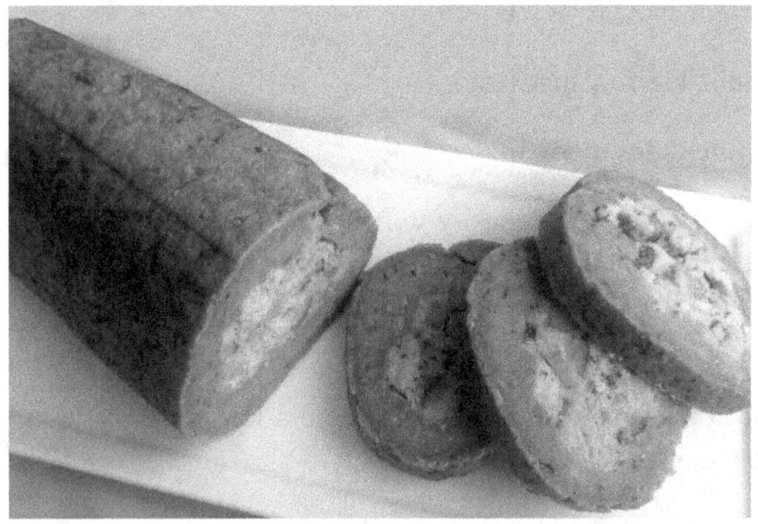

Se elabora con el gluten del trigo, lavando la masa de harina de trigo con agua, para separar el gluten del almidón, y después hirviéndolo en un caldo con salsa de soja, alga kombu y jengibre.

Preparación

Los ingredientes líquidos más comunes utilizados en el seitán son agua, caldo de verduras, aceite de oliva y tamari, salsa de soja o aminoácidos líquidos. Juntos, estos ingredientes secos y húmedos se combinarán para hacer la masa seitán. El resultado es un producto que es masticable, requiere menos líquido, es suave, y se puede mezclar en un guiso o con champiñones.

TEMPEH

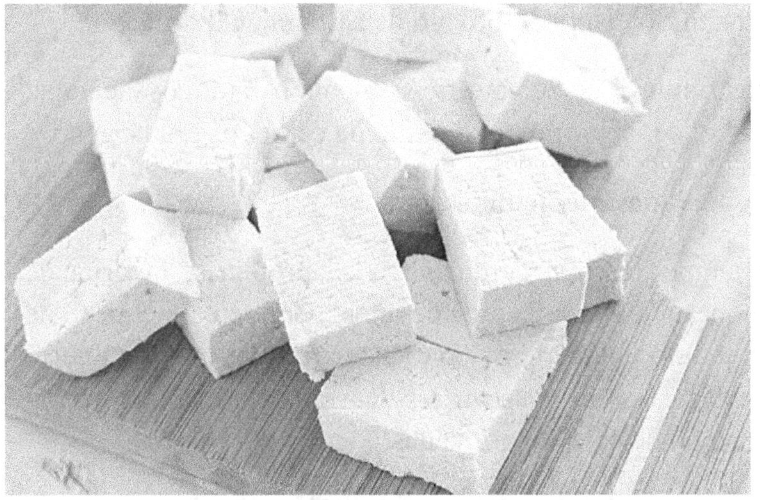

El tempeh es un alimento que resulta de la fermentación controlada, cocinando soja con el hongo Rhizopus. La fermentación del tempeh, mediante el moho u hongo, une los frijoles de soja formando un pastel blanco compacto. El significado científico de la fermentación, es que la energía de levitación anaeróbica del metabolismo de unos nutrientes, tales como el azúcar, convierte a estos nutrientes en ácido láctico, ácido acético, y etanol. Esto ocasiona el producto final con algunos microorganismos:

Saccharomyces: alcohol etílico y dióxido de carbono

Estreptococo y Lactobacillus: ácido láctico

Propionibacterium: ácido propiónico, ácido acético, y dióxido de carbono

Escherichia coli: ácido acético, ácido láctico, ácido succínico, alcohol etílico, dióxido de carbono e hidrógeno.

Enterobacter: ácido fórmico, alcohol etílico, ácido 2,3 butanodiol y láctico, dióxido de carbono, e hidrógeno.

Clostridium: ácido butírico, alcohol butílico, acetona, alcohol de isopropílico, dióxido de carbono, e hidrógeno.

Propiedades medicinales

El tempeh es una comida rica en proteínas, favorita de Indonesia durante cientos de años, pero actualmente se ha expandido rápidamente en todas partes del mundo, puesto que las personas buscan las maneras de incrementar su consumo de soja e isoflavonas.

Ya que mantiene toda la fibra, ayuda a regular el tránsito intestinal, mientras que la fermentación produce agentes de antibióticos naturales, siendo útiles para aumentar la resistencia de nuestro organismo a infecciones intestinales.

Asimismo, el consumo regular de tempeh reduce el riesgo de enfermedades coronarias, previene distintos tipos de cáncer (sobre todo los que se producen en el tracto digestivo) y regula los niveles de azúcar en la sangre, siendo adecuado su consumo en personas con diabetes.

CAPÍTULO 7

HONGOS ALUCINÓGENOS

La ley

La Ley de 2005 sobre las drogas modificó el Uso Indebido de Drogas de 1971 para aclarar que los hongos frescos y preparados (por ejemplo, en polvo o guisados) que contengan psilocina o psilocibina, son drogas de clase A. Esto significa que es ilegal tener este tipo de hongos para consumo personal, para regalar o vender.

La posesión es ilegal y puede ser objeto de hasta siete años de cárcel y / o una multa ilimitada.

El suministro de otra persona, incluso amigos, puede conseguir hasta cadena perpetua y / o una multa ilimitada.

Consecuencias

Si la policía encuentra estos hongos en su poder o domicilio, siempre va a realizar alguna acción. Esto podría incluir una seria advertencia oficial, detención y enjuiciamiento.

Una condena por un delito relacionado con las drogas podría tener un impacto serio. Se le puede prohibir visitar algunos países -por ejemplo, los Estados Unidos- y limitar los tipos de trabajos que puede solicitar.

Importante

Al igual que beber y conducir, conducir bajo sus efectos es ilegal, e incluso pueden prohibir conducir el día después de usar los hongos. Además de una fuerte multa, será descalificado de conducir o incluso ir a la cárcel.

Permitir que otras personas reciban estos hongos en su casa o cualquier otro local, es ilegal. Si los encuentran en un local abierto al público, el dueño del club o cualquier otra persona involucrada pueden ser sancionados.

PSILOCYBE MEXICANO

Psilocybe cubensis

A primera vista, el Psilocybe cubensis no parece especialmente tóxico. De hecho, el nombre científico de este pequeño hongo marrón y blanco podría traducirse como "cabeza calva", acorde con la apariencia bastante afable del hongo. Pero aquellos que han ingerido una dosis de P. cubensis dicen que hay un efecto drástico.

Han sido utilizados en ceremonias religiosas de América Central, y ahora forman parte del mercado negro de las drogas en los Estados Unidos y muchos otros países, en los que se consideran una sustancia controlada.

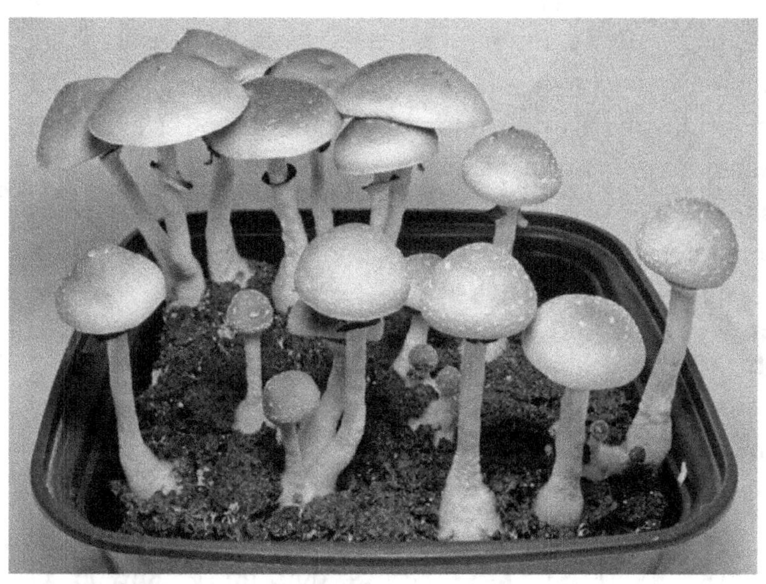

Composición

Psilocibina y psilocina

Efectos

Alucinaciones psicoactivas, euforia y otros síntomas.

Los compuestos de hongos de psilocibina pueden dar a los usuarios una sensación de "confusión mental", pero de hecho, la droga hace justo lo contrario, pues la psilocibina en realidad aumenta la conectividad del cerebro según un estudio realizado en octubre de 2014. Los investigadores del King College de Londres mostraron que bajo la influencia de la droga, el cerebro sincroniza la actividad entre las áreas que no se conectan normalmente. Esta alteración en la actividad podría explicar el estado de ensueño que los usuarios informan experimentar después de tomar la droga.

Su modo de actuar aún no está claro. La psilocibina funciona mediante la unión a los receptores del neurotransmisor serotonina. Aunque no está claro exactamente cómo afecta esta unión el cerebro, los estudios han encontrado que la droga tiene otros efectos cerebrales relacionados con la comunicación, además de una mayor sincronía.

Otro efecto secundario raro de estos hongos es que destruyen el miedo. Es un estudio de 2013 en ratones se encontró que administrando psilocibina a animales se volvieron menos propensos a paralizarse cuando oyeron un ruido que habían aprendido a asociar con una descarga eléctrica dolorosa. Los ratones que no recibieron el medicamento también se relajaron poco a poco ante el ruido, pero les llevó más tiempo.

Estas setas viven en áreas protegidas en suelos forestales, donde el viento no sopla. Para resolver el problema de la difusión de sus esporas, algunos hongos (incluyendo la Amanita muscaria) crean su propio viento aumentando la tasa de agua que se evapora de la superficie. Este vapor de agua, junto con el aire fresco creado por la evaporación, sirve para levantar las esporas hasta 10 centímetros por encima de la seta.

IPOMOEA TRICOLOR

Heavenly Blue, náhuatl y badoh negro

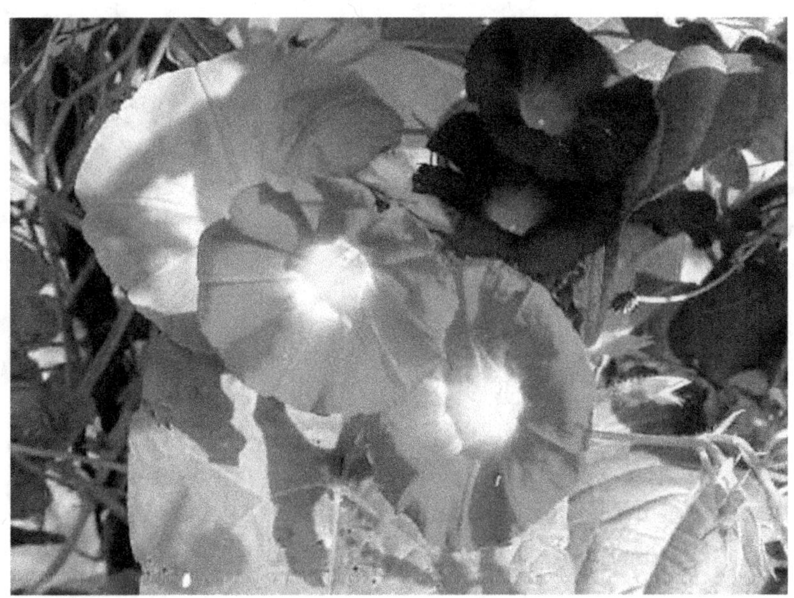

Botánica

Familia de las Convolvulaceae.

Ipomoea significa "parecido a un gusano" por sus tallos y por sus tres colores.

Esta herbácea anual o perenne con flores en trompeta, de 4 a 9 cm de diámetro, muy comúnmente azul con el centro blanco ha dorado.

En cultivo, es muy confundida con la Ipomoea violacea. A veces es una especie invasora debido a su velocidad de crecimiento y prodigiosa producción de semillas.

Composición

Ergotamina, Ergina, Glicósidos

Aplicaciones medicinales

Uso alucinógeno

Las semillas tienen el alcaloide ergotamina, y por ello ha sido usada durante siglos por muchos pueblos como alucinógenas, a veces mezcladas con Rivea corymbosa, de composición química similar, con lisergol en vez de ergotamina.

La propiedad alucinógena de las semillas se debe a la ergina (o amida del ácido d-lisérgico, o LSA), aunque la validez del atributo sigue en disputa. Mientras la ergina está listada como una sustancia estupefaciente, otras partes de la planta no están controladas, y las semillas y plantas aún se venden en semillerías.

Las semillas también tienen glicósidos, compuestos que pueden causar náuseas, aunque hay experiencias de que no hay efectos negativos cuando las semillas no están curadas con ningún pesticida. En otros usuarios manifiestan dolor de cabeza y calambres, debido a la presencia de glicósidos.

DICCIONARIO BREVE

Alzheimer

Enokitake, Melena de león

Alergias

Reishi, shiitake

Alopecia

 Polyporus

Asma

Cordyceps

Arteriosclerosis

Hongo del sol, Cordyceps, reishi, seta barbuda

Artritis

Cordyceps, reishi, kéfir

Cáncer

Hongo del sol, Cordyceps, enokitake, Maitake, melena de león, polyporus, reishi, seta barbuda, seta del abedul, shiitake

Cáncer colorectal

Hongo del sol, cola de pavo, maitake

Cáncer gástrico

Cola de pavo, Kombucha, shiitake, tempeh

Cáncer de hígado

Cola de pavo, seta del abedul

Cáncer de mama

Cola de pavo, hogo de álamo, meshima, seta del abedul,

Cáncer de pulmón

Cordyceps

Cáncer de próstata

Hongo del sol, hongo de álamo, tofu

Cáncer de pulmón

Hongo del sol, cola de pavo

Cardiopatías

Hongo del sol, Cordyceps, reishi,

Colágeno

Cola de pavo

Colesterol

Auricularia auricula, Champiñón del sol, hongo del sol, kombucha, Maitake, Melena de león, reishi, seta de cardo, seta de ostra, shiitake,

Demencia senil

Melena de león

Diabetes

Auricularia auricula, Champiñón del sol, hongo del sol, Cordyceps, meshima, seta barbuda,

Depresiones

Cordyceps

Disfunción eréctil

Cordyceps

Envejecimiento

Reishi

Estimulante energético

Cordyceps, Kombucha, seta de cardo, yesquero del abedul,

Estrés

Hongo del sol

Estreñimiento

Cola de pavo, kéfir

Fatiga crónica

Cola de pavo, Cordyceps, reishi

Flora intestinal

Kombucha, kéfir

Gastropatías

Melena de león, meshima, seta del abedul, miso, Tempeh

Infecciones

Enokitake, meshima, reishi, seta del abedul, seta de ostra, yesquero del abedul

Inflamaciones

Auricularia auricula

Hemorragias

Meshima

Hemorroides

Cola de pavo, melena de león

Hepatopatías

Cordyceps, estrella de tierra, ganoderma applanatum, polyporus, reishi

Herpes

Condyceps

Hipertensión

Champiñón del sol, cola de pavo, Maitake, reishi,

Hongos

Maitake, seta coliflor, shiitake,

Inflamaciones

Reishi

Malaria

Cola de pavo

Metástasis

Hongo del sol, cola de pavo

Memoria

Melena de león, reishi

Menopausia

Tofu, Miso, Tempeh

Neurología

Melena de león

Osteoporosis

Hongo del sol, hongo de álamo, melena de león, miso,

Páncreas

Kombucha, melena de león

Parásitos intestinales

Ganoderma applanatum, polyporus, yesquero del abedul,

Parkinson

reishi

Psiquiatría

Melena de león

Problemas digestivos

Hongo del sol

Pulmones

Maitake, kéfir

Riñón

Cordyceps, polyporus

Sistema inmune

Champiñón del sol, cola de pavo, Cordyceps, maitake, reishi, seta coliflor, shiitake, yesquero del abedul, kéfir

Virus

Maitake

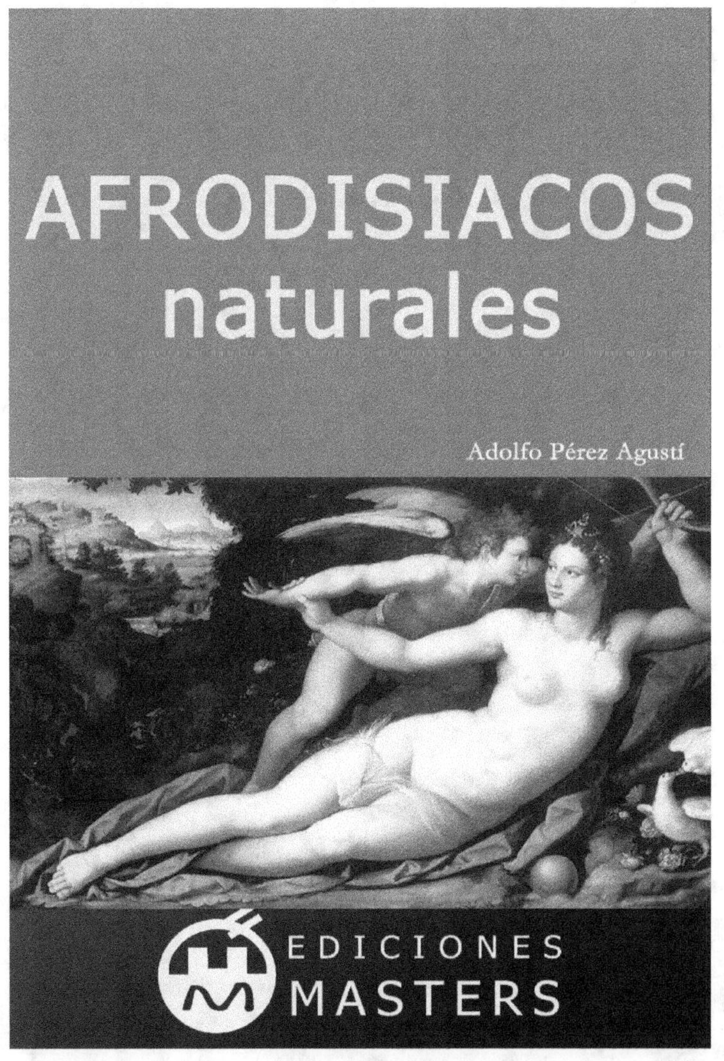
AFRODISIACOS
naturales
Adolfo Pérez Agustí
EDICIONES
MASTERS

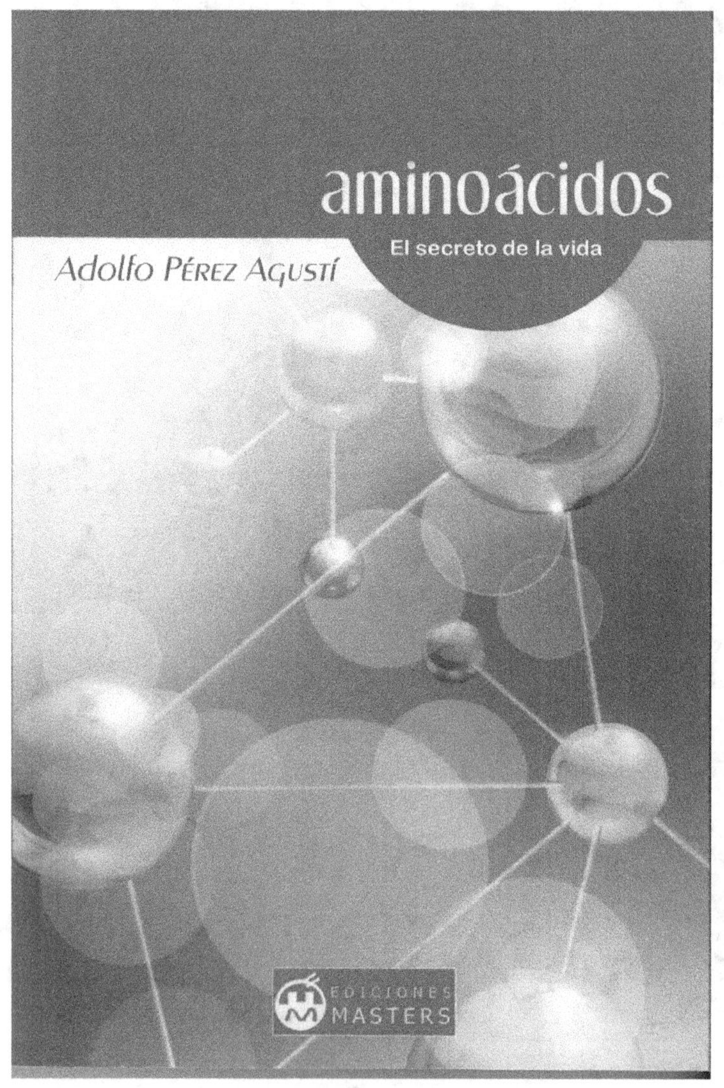

aminoácidos
El secreto de la vida
Adolfo Pérez Agustí
EDICIONES MASTERS

ANTIOXIDANTES Y ENZIMAS

Adolfo Pérez Agustí

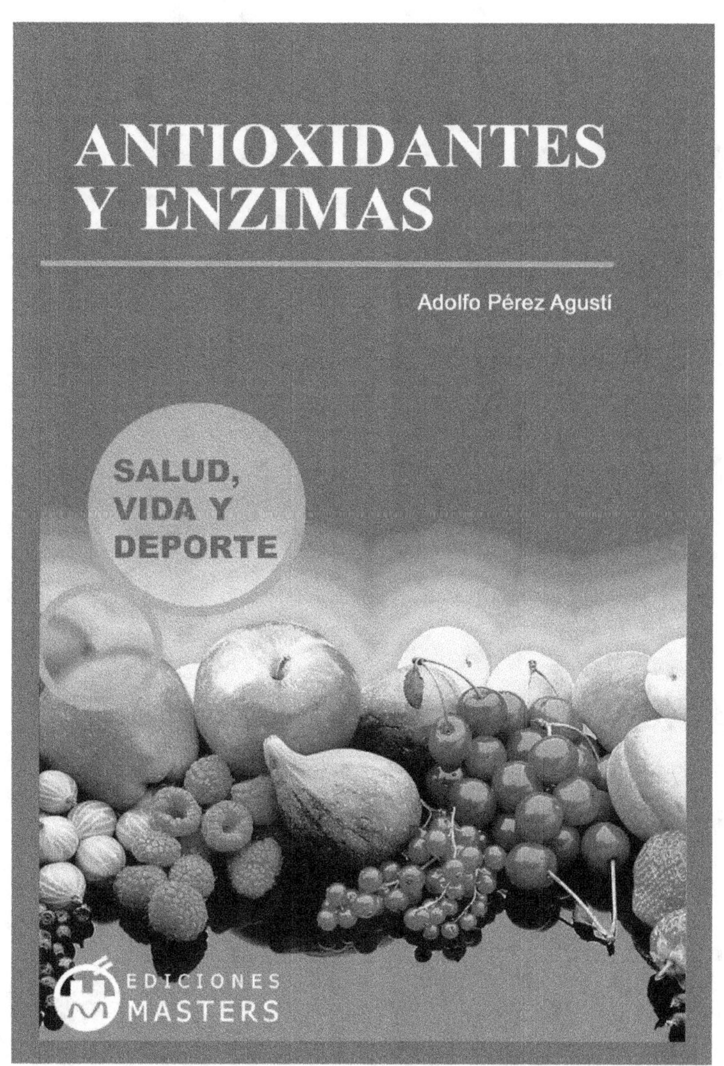

Adolfo Pérez Agustí

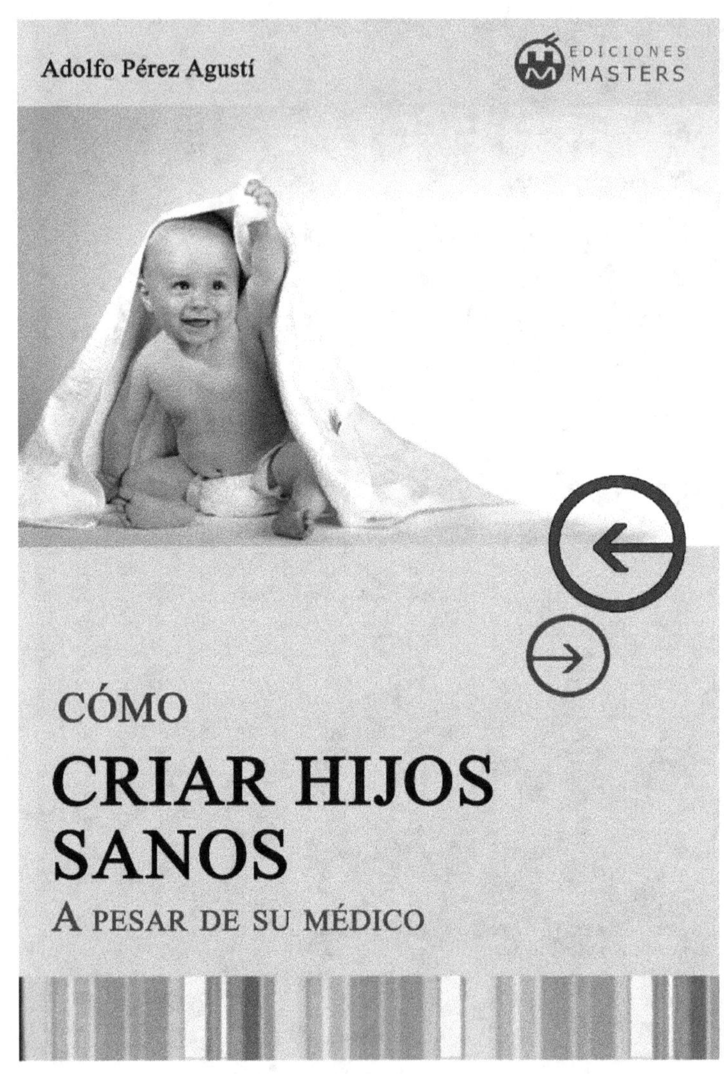

CÓMO

CRIAR HIJOS SANOS

A PESAR DE SU MÉDICO

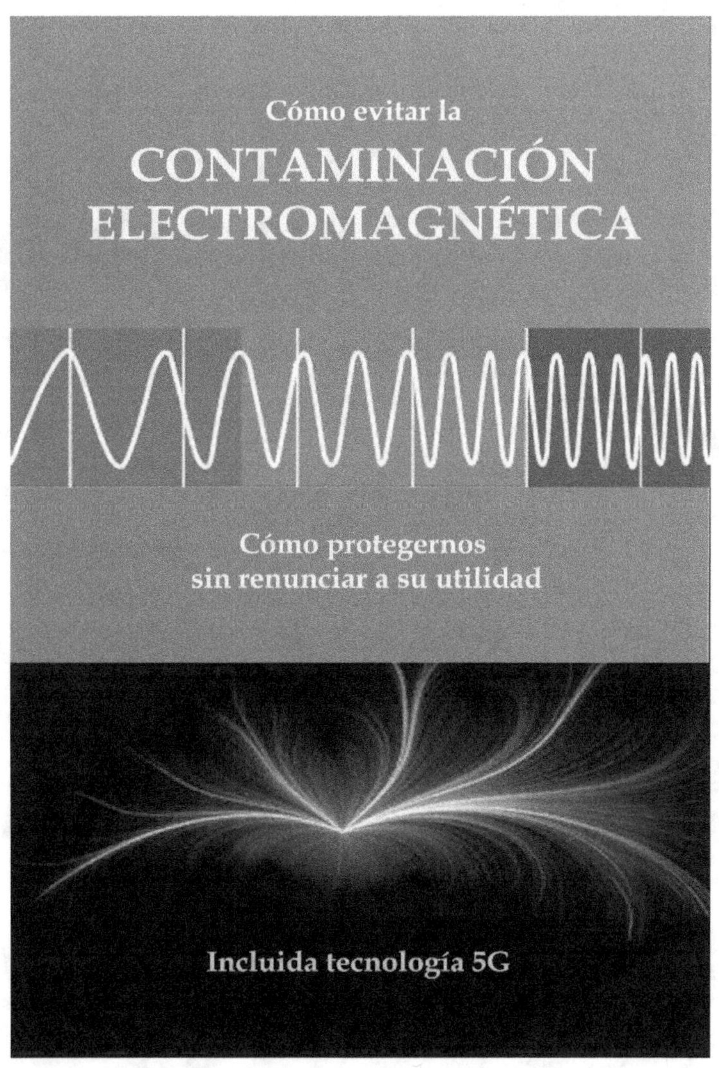

Cómo evitar la
CONTAMINACIÓN
ELECTROMAGNÉTICA
Cómo protegernos
sin renunciar a su utilidad
Incluida tecnología 5G